自閉症とマインド・ブラインドネス

MINDBLINDNESS　An Essay on Autism and Theory of Mind

サイモン・バロン＝コーエン
長野敬＋長畑正道＋今野義孝 訳

青土社

自閉症とマインド・ブラインドネス　目次

自閉症とマインド・ブラインドネス

この理論（私は「常識的な信念／欲求の心理学」と呼んでいる）が、限りなく本物に近いものであることに、私はいささかの疑いももっていない。そのように信ずる理由は、……常識的な信念／欲求の心理学が、他のどんな理論よりも行動に関する多くの事実をよく説明しているからである。この理論は、行動をほとんど間違いなく説明することができる。したがって、これに代わる理論は他にはない（Fodor 1983, p.x）。

序文

常識は世界が平面なのだと私たちに告げる。しかし他にも同様に、同じくらい信頼できない多くのことを常識は私たちに告げる。たとえば色は外界に実在しており、身のまわりの対象に色という独立の特性があると告げているのも常識である。しかし科学研究は論理の歩みを一歩づつ進めて、頑固に思い込まれていた直観の外へと、私たちを連れだした。その結果として、色は元来そこにあるものでなく、ものに内在する属性ではないことが、いまでは分かっている。これが分かってきたのは、物理的には同じでも、あるいはスペクトル配列が同じでも違う色に見えることがあり――背景や状況や文脈に応じて――、また物理的に違うスペクトル配列が同じ色に見えることも珍しくないからである。こうした体験のおかげで、環境に応じて反射されてくる波長の複合体が違うものであっても、私たちはいろんな状況のもとでも、同じものをそれとして同定できる。色は対象体の物理的な特性であるどころか、心の特性である。特殊化された回路が私たちの心のうちで計算を行い、ついで物理的には色をもたない対象上に知覚を「投射」するという、有用な発明なのだ。私たちはこの発明のおかげで、それがなかった場合よりもはるかに豊かに対象と世界を見定め、それらと相互作用することができる。ものに色があるように見えるのは、人間も含めて一部の生物種のなかに、その仕事用の特殊な神経回路を組み込んだ自然選択の発明である。

色と同じことは、ほほえみの暖かさ、ちらと見る一瞥の意味、書物の重味、見据える瞳の力、そうした私たちが経験する世界のすべてにも当てはまる。文化で構成された世界に私たちは生きているというのは現代のきまり文句だが、しかし文化的な構造の薄い表層の下には、進化によってもたらされた種特有の認知構造（それによって表層が可能になった）が、深く巨大に横たわっている。私たちは、進化し特殊化した神経の自動装置のコンピューター・アウトプットの大群によって占められた心の世界に住んでいる。それらは連続的な聴覚刺激の流れの中から言葉を分節化したり、網膜上に二次元的配列による縁や傾きから個物の世界を構成したり、フックの形態からその目的を推論したり、彼女の目の動きから会話相手の乗り気でない反応パターンを認めたり感じ取ったり、また共同の注意や共通した情緒反応から、人々の間に協調的な意図のあることを見分けたりする。

こうした構成に関わっている神経の自動機構は、おびただしい世代にわたる自然選択の反復によって念入りにこしらえ上げられたものであり、それぞれの自動機構が、私たちが現実として経験している世界の認知モデルに対してそれぞれ特別の寄与をしている。これらの装置はあらゆる人間の心に存在しているので、それらが構成するものの多くは、文化の違いにかかわらず、すべての人に共通している。これらの普遍的なメカニズムによって作り出される表象は、私たちが共有する現実世界と私たちのコミュニケーション能力の基盤をなしている。進化がもたらしたこうした推論機関（inferential engine）は、あまりにも自動的に働いているので、その絶え間ない、静かで目に見えない働きに、私たちはほとんど気づくことがない。私たちはそれらの存在を忘れているので、感覚を通じて私たちの前に出現する表象（木の葉の色、声の調子に含まれる皮肉、友達の承認など）を、世界そのものと取り違えてしまうのだ。

実際、まさにそれらの普遍的で自動的な性格のゆえに、私たちには、進化によってもたらされた人間の心の構造の大部分をなすもの、すなわち認知本能とでも呼べるものが見えなくなってしまっている。それが見えなくても、個々人にとってはべつに問題ではない。しかし科学的心理学にとっては、具合の悪いことである。科学者たちは、存在するだろうかと疑われもしないものを研究することはない。これらのメカニズムは、私たちが関わっている世界を構成するための多数の計算問題をあまりにも自動的に解決してしまうので、科学者は何十年間も、こうした計算問題が存在することや、これらの計算問題がすべての正常な人間の通常の心の働きの一部として解かれていることに気がつかなかった。その結果としてほとんどの心理学は、あらかじめ組み込まれた「世界」が、感覚や一般的な目的学習のメカニズムを通じて作用することによって概念や解釈の枠組みや心の構造を形成するのだという仮説にもとづいて、二十世紀の間ずっと続けて、その経験主義的な方向を保ったままであった。

しかし最近の二十年間に科学的心理学はようやく、魅力的ではあるが間違った方向をもつこの通俗心理学の呪縛を、ついに脱しはじめた。認知科学者は、異質の心との一連の出遇いによって目を覚ました。これら異質の心のおよそ対照的なデザインと、呆れるほどの無能力さが、それまで見過ごしてきた人間の天性の能力と、それが日常茶飯事として解いてきた計算問題に、注意を引きつけたのだ。彼らはコンピューターの実験室で、見る、話す、物を操作する、理解するなど、人間が努力することなしにできるほとんどのことが困難な人工知能に出遇った。彼らは何千という動物種、そのそれぞれが他の種には解決できない驚くほど多様な自然の情報処理問題を解いてしまう動物種に出遇った。彼らは発達途中の幼小児の心にも出遇い、このことから彼らは、子どもの知識獲得に関する経験主義的モデルにつきまとって悩ませてきた手に負えない計算的な問題と哲学的な問題に直面せざるをえなくなった。また彼らは、認知の欠陥と認知能力との間に意外な解離を示す神経学的な欠陥をもつ人びとに出遇った。これらの要因と他の多くの要因から、おびただしい非意識的な(non conscious)領域が必要なこと——そして現に存在していること——に、心理学者は注意を向けさせられることとなった。それは進化し特殊化した計算問題の解決装置であり、それらが世界を構成し、解釈しているのだ。

いまや研究者たちは、世界が心を組織構成化する力であると見るのではなくて、心の方が予め組み込まれていた組織構成化を外に押しつける(限りなく豊富で広大な世界に対して)と考えるようになった。その組織構成化は、種の進化史のなかで、自然環境に適応するために自然選択によって作り出されてきた種類のものである。この観点にもとづくと私たちの認知構造は、それぞれの機能に充てられたおびただしい数のコンピューター(しばしばモジュールと呼ばれる)の連合体に似ている。これらのコンピューターは、狩猟=拾集者だった先祖に特有の適応問題の解決に充てられたものである。これらの装置はどれもそれ自身の取扱い事項をもち、それ自身の独自の組織構成を世界のさまざまな断片に押しつける。文法の推論、表情の認知、死の判定、ものごとの解釈、顔から感情を読みとるためなど、さまざまな目的に特殊化したシステムがある。また生命力(animacy)、視線の方向、あざむきをなど検出するメカニズムがある。「心の理論」のモジュールもあるし、その他多くのエレガントな機構が存在している。

これらのモジュールは、かつて心のモデルの時代に提案された「注意」、「短期記憶」、「カテゴリー推論」

など一般目的の認知機構（the general-purpose cognitive machinery）とは構造が非常に違っているように思われる。モジュールは、それぞれ固有の領域の問題を解決するために、それ自身の中にあらかじめ組み込まれた用語と枠組みを用いて世界を解釈し、それ自身の特殊な「辞書」――標的とする問題群の要請にぴったり見合うようにデザインされた一連の手続き、型、表象原理など――にもとづいて作動する。人間の心の言語は、たとえば次のようなものである――他人の表情を内部状態モデルと照合する情緒＝認知システムによって定義される判別的な表情＝筋肉の布置、「名詞句」や「動詞句」などの要素を概念要素として含む言語獲得装置、「立体的な物体」や相対位置や体積境界内での相互排他性などの用語で世界を解釈する固形対象体の機構、行為者、利益、要求、偶発事件、欺きなどの社会的な世界を規定する社会＝交換のアルゴリズム、そして、この本の中心である「心の理論」のモジュール――これは行為者、信念、欲望などについて語り、それらを目の言語（the language of the eyes）と結びつけるものである。眼の言語は、視線を検出したり、そのデータをさまざまな社会的推論のモジュールに供給したりする他のメカニズムによっても、作りだされてくる。

人間の心がぎっしり詰まった多重モジュールの性質をもっているという理解により、現代心理学は、過去の標準的な経験論的アプローチとは著しく異なる新たな理論的地平に進められた。その結果として、来たるべき世紀の心理科学の概要が、次第に明らかになりつつある。認知革命のこの新段階では、さまざまな働きに特殊化した人間の脳モジュールを発見したり、その位置をきめることが第一の仕事となるだろう。さらに基本的には、心理学者は、発生生物学、生化学、物理学、遺伝学、生態学、進化生物学などの他の自然科学と一貫する理論や発見を構築するための大きな努力をそそぎ始めている。心理学はこのようにして、ついに真正の自然科学になりつつあるのだ。

認知革命により、心理学の概念と他科学との関係づけをむずかしくしていた多くの存在論的な問題が解決された。（心像あるいは推論あるいは目標とは、酸化とか質量とかレセプター部位などと並べてみたとき、結局どういうものなのか？）その結果として、いまや心理学的な構造は、計算諸関係のシステムとして、またこれらの関係を充足する物理的なシステムとして――同時的にまた相補的に――描き出されるようになった。遺伝暗号の作用が、分子生物学と細胞生物学を通して発生神経生物学まで跡づけられるにつれて、発生しつつある神経系が組織構成化されてゆく過程が、次第に理解できるものとなってきた。これらの発生プログラムは、一定の機能的な情報関係を実現させる物理的な構造として、選択によって「デザインされた」ものである。これらの関係というのがどのようなものか発見することは、進化生物学や認知心理学などの他の領域の仕事である。

心理科学の自然科学化にあたってもっとも重要な傾向の一つは、進化生物学や行動生態学、霊長類学、古人類学において練りあげられたデータや考え方を応用することである。これらの領域は、人間の脳がそれを実行するように構築された生得的な情報処理機能に関して、ますます詳細なリストを提供しはじめている。認知科学者は適応機能の詳細な理論から、どのようなモジュールが存在するのか、どのような適応的な情報処理問題を解決できなければならないのか、そして――形態は機能の結果としてもたらされるのだから――どのような特徴のデザインをもつことが想定されるかということを教えている。進化生物学とその関連領域は、このような豊富な手引きを提供することができる。なぜならば自然選択こそ、機能的な組織構成化を種に特有の生体デザインに仕立てあげる既知唯一の自然の過程だからである。したがって、ある生物種の心理学的構築のうちで頼りになるものとして発達してくる機能的メカニズムは、次のような特徴をもたねばならない。(1)自然選択の働きによるものである。(2)自然選択の原理に一致している。(3)祖先種の生活様式の文脈のなかで作用していた選択が規定する狭く限定された一組の生物学的な情報処理問題を解決できるように組織構成化され、特別に設計されたものである。もちろんこれは人間にとって、狩猟＝拾集していた祖先、植物食をしていたヒト科動物、さらにはヒト科以前の霊長類の世界さえ意味している。

サイモン・バロン＝コーエンの開拓的な研究は、新しい世紀における心理科学の姿を私たちに予告している。彼は、この語りかけるように控え目に書かれた本の中で、人間はその共有する社会的な世界をどのように心的に構成し始めるのかという、もっとも根本的な問題のいくつかを取りあげている。全人類にとって相互に理解可能な普遍的で進化した「目の言語」が、どのようにして二つの別々の心を、相互に共有可能な解釈へと導くのかということを、彼は探求する。私たちに当然のものと受け取られていること――私たち相互間の社会的な相互作用の協調モデルが達成されていること――が、自動化されたモジュールと進化論的な認知機関の勝利であることを、彼は示している。彼は、こうした日常の勝利をもたらしたモジュールのデザイン特徴や相互関係の概略を、視線の検出器、意図の検出器、注意共有のモジュールその他、一連のエレガントな仮説として描いている。人間の社会生活と心的生活の多くの側面が、彼の提案によってどのように説明されるかを示すことによって、彼は自分の洞察に満ちた認知実験と神経科学的研究をはるかに超えて先に進む。彼は自説を構築するにあたって、認知科学、発達心理学、霊長類学、哲学、認知神経科学、進化生物学、人類学、神経学、行動生態学、それに「目の言語」を補完する心的機構について最初の自然科学的な説明を与えている文献などをとり集めて、ほころびのない織物を織り上げている。まさにこうした多くの研究分野の統合――認知と進化と神経による説明レヴェルを同時に調和させる枠組みの内部で――に焦点を合わせていることこそ、二十一世紀の心理学のもっとも顕著な特徴になるのではないかと私たちが思っているものである。

もし視線の検出器と、「視線の言語」を定義しそれを語る付随モジュールを私たちがもっているとして、それらは何を語るのだろうか。正常な人間は、いたるところで単に世界を色で「塗る」だけでなく、彼らの社会的な世界における行為者に対して信念や意図、感情、希望、欲望、虚偽などを「塗る」のである。誰もまだ思考や信念、意図を見たことがないにもかかわらず、目はこれらを見ている。認知科学者の育ちつつある一団は、人間はいたるところで他者の行動をこれらの心的な用語で解釈するのだ。なぜなら私たちには全員、生得の言語である心の用語で他者を解釈するようにしむける「心の理論」モジュール（theory of mind module――ToMM）が装備されているから、と結論づけている。私たちは生まれつきの「読心術者」であり、他人の心の出来事の解釈を作りだしたり、私たちが触れる物理的な物体と同じほど鋭敏に自分の構築したものを感じることができるのだ。人間がこの能力を進化させてきたのは、私たちの祖先が高度に社会的で協調的かつ競争的な種のメンバーとして生活してきたので、彼らの生存は、他者の心をどのように推論できるかにかかっていたからである。このような解釈システムは観察不可能な実体（思考、意図、信念、欲望）にもとづいて世界のモデル作りをするので、このシステムは、観察不可能なものと観察可能なものを橋渡しする連合モジュールと組み合わされる必要があった。観察不可能な実体は、連合学習のメカニズムにとっては見ることができない。しかし長期にわたる自然選択にとっては、「見える」のである。偶然が択一的な認知デザインを生み出してゆくにつれて、自然選択の過程は最善の「賭け」のシステムを備えたデザインを

「選択」してきた。数えきれない多くの世代を通じて、進化の過程は私たちの認知システムにしみ込んでいるモジュールを選択した。このシステムは、観察可能な雑多な現象のうちから、行動の外見的・視覚的なサインであって内面に隠された心の状態を確実に知らせてくれるようなものを、取り分けるのに成功してきた。既知の観察可能な世界のうちにこのような目指す手がかりを識別して用いるためのパターンがあると予期し、それらを逃さずに捉え、利用して、他者の心の状態に関する現存のToMMモデルの空白を埋めるために、これらのモジュールは構築されたのだ。それらは、観察可能な手がかり（たとえば注視の方向）を観察不可能な心の状態（たとえば欲望や信念）と結びつけることによって、社会的な世界に関する「精神物理学」を作りだしている。

しかし、十分よく設計された機構でも故障を起こすことがある。その機構が私たちの心の操作にとって基本的なものである場合、その故障によってもたらされる結果は悲劇的なものだが——しかし認知科学者にとってはきわめて啓発的でもある。特別なモジュールが故障すると、障害を受けた人による世界のモデル作りや経験から、その分が差し引かれる。色覚障害（色盲）の人は、視覚世界のうちから一つの次元を失っている。目の見えない人は、すべての視覚世界を失っている。しかしToMMに欠陥のある人は、欠陥をもっていない人と同じ物理的、空間的、視覚的、および色彩の世界に住んでいながら、他者の心の存在を見ることができない。母親や父親、友人、仲間などの心と織りなされて生活するように進化した人間にとって、他人の心の存在が見えなくなってしまうことは破局的な損失である。バロン＝コーエンと協同研究者は、自閉症の人のToMMが損傷を受けていることを提唱した最初の人たちだった。彼らは、この仮説で自閉症の人が示す一群の奇妙な症状が説明されると、説得力をもって述べている。ToMMの機能にはどのようなメカニズムが必要であるかを考慮して、バロン＝コーエンと協力者は、それと彼の名付けるところの視線検出器（EDD）、注意共有のメカニズム（SAM）、および意図の検出器（ID）との計算的なつながり見いだし、実験的にそれを跡づけることができた。彼らは研究プログラムの頂点を飾るものとして、この新しい認知モデルを用いて、誰もが信じていなかったほど早期に自閉症を検出する方法を開発し、そのモデルを一万六千人の子どもたちで見事に検証している。

この一連の発見は、現代の認知科学の重要な到達点の一つである。それは、社会的な認知や社会的な発達を研究するすべての人にとって、注目に値するものである。また、それは心理学の変容に関する多くのテーマを内包しているので、心理科学の自然科学化における画期的な一事として認められるようになるだろう。

ジョン・トゥービー
レダ・コスマイズ

緒言

この本を書くにあたって、私は大変に苦労をした。というのは、まったく異なる背景をもつ読者を想定していたからである。まず第一に想定したのは、生物学と認知心理学における私の仲間たちである。彼らがここで述べた理論に十分な関心を寄せ、私の考えに反応してくれることを期待している。そして、その考えをさらに発展してくれることを願っている。第二に想定したのは、心理学（およびその関連領域）の学生たちである。私は、彼らがこの話題に大いに刺激を受けてこの領域にとどまることを決意し、この領域に対して貢献してくれることを望んでいる。最後に、といっても軽く見るわけではないが、想定したのは一般読者であり、心理学に関する背景はもっていないが、科学の行く手に接し続けたいと望む人たちだった。こうした三つのタイプの読者をすべて心にとどめながら書くのは、かなりアクロバットふうの仕事だった。この手品のような仕事は完遂できないのではないかと思ったこともある。もしもこの努力において私に至らないところがあれば、どうかお許しを乞う。

「マインド・ブラインドネス」の用語について

私は「自閉症——マインド・ブラインドネスの特殊な認知の障害」(*International Review of Psychiatry* 2 (1990): 79-88) というタイトルの論文の中で自閉症について記述するために、はじめて「マインド・ブラインドネス」という用語をつくった。この論文は "Autismo: una alteraco cognitiva especifica de 'cegueira mental'" (*Revista Portugusa de Pedagogia* 24 (1990): 407-430), "Autismo: un trastorno cognitivo especifico de 'cugueira de la mente'" (in *El Autismo 50 anos despues de Kanner (1943)*", ed. Canal Bedia (Salamanca: Amaru), それに "Autisme: un trouble cognitif specifique, la 'cecite mentale'" (*Approche Neuropsychologique des Apprentissages chez l'enfant* 5 (1993): 146-156) として著されている。Nicholas Humphrey (1993) その他は、マインド・ブラインドネスを違ったふうに用いている。

第1章

心が見えないことと、心を読むこと

周りの世界の物理的な事柄に気づくことはできるが、心に関する事柄の存在には気づかないということを想像できるだろうか。ここで私が意味しているのは、私たちの多くにとってあたりまえの行動の基礎をなしている思考や信念、知識、欲求、意図が見えないということである。行動主義者の言うように、心を解釈することが人の能力の限界を越えものであるとするならば、人間の行為（または、あらゆる生命のあるものの行為）をどのように意味づけるのだろうか。これは、難しい思考実験である。次のような単純な人間の行為であっても、それをいかに理解するかということを考えてみれば、その難しさが具体的にわかってくるだろう。

ジョンは寝室に入ってうろうろ動き回り、そして出てきた。

この行為の意味を理解するために、私たちはジョンがなぜこのように振舞ったのかを自問するだろう。

心を読む人は、この問いに対して次のように答えるだろう。

おそらく、ジョンは見つけ〈たい〉と思っているものを〈捜して〉いて、それが寝室にあると〈思った〉のだろう。

または、次のように考えるだろう。

おそらく、ジョンは寝室に何か物音がするのを〈聞き〉、それが何であるかを〈知りたかった〉のだろう。

または、次のようにも考えるだろう。

おそらく、ジョンは自分が行くところを〈忘れて〉しまったのだ。おそらく階下に行こうと〈していた〉のだろう。

心を読む人は、ジョンの行動を説明するためにこのような「おそらく」という長いリストを作るだろう。これは安全な賭である。なぜなら、これらのほとんどは、ジョンの心の状態にもとづいているからである。（上記の例では、心の状態を容易に発見することができるように、〈 〉で囲んで示した。）

このように、私たちは心を読むことのできる者（マインドリーダー）である。これは私たちが特別なテレパシーを持っていることを意味するものではない（Whiten 1991を参照）。私たち自身や他者が所有している心の状態を想像したり表象する能力をもっていることを、意味しているのである。したがって、心を読むということは神秘的なことではない。しかしながら本書では、心を読むということが非常に印象的なものであることが示せればと思っている。

右の例では、心の状態について考えるときに、「おそらく」ということばが文頭にきていることに気づいたことだろう。私たちは、他者が考えていることについて、決して百パーセントの確信をもっているわけではない。（なぜなら心の状態は、外からはある程度隠されているから）。しかしそれでもなお他者が何を考えているだろうかと想像するのは、容易なことである。

それでは心を読めない人は、上記のジョンの行動をどのように意味づけるだろうか。これに答えるには、あらゆる心の状態に関する用語の使用を控えなければならない。したがって、この場合は次のような説明になる。

おそらく、ジョンはこの行動を毎日この時間にやっているのだろう。彼はただ寝室に入って動き回り、出てきただけである。

これは、因果関係的な動機や理由という観点からの説明ではない。単に、行動が起こりそうな時間的な規則性について述べているにすぎない。これはかなり間違った説明であるかも知れない。心を読めない人は、ジョンがこの特定の時刻に毎日このように振舞うのではないことを知ると、ジョンの行動を説明するために、別の心的でない案をもちださなければならない。

問題なのは、ジョンの行動について単純で有効かつ可能な、心的でない説明はありえないということである（それが信じられないというならば、あなたは何か別の手段を自分で考え出す必要がある）。心を読めない人にとっては、寝室に入って行く→寝室の中を動き回る→再び寝室から出てくる、というこの基本的な行為の連鎖さえも、まさに神秘的なことである。それでは、心を読めない人が、限りなく複雑な社会的な場面をどのように意味づけるかを想像してみよう（次の例は、私がアイリントン公園で観察したことである）。

ジョーとティムは、遊び場で子どもたちを見ていた。ジョーは無言でティムを肘で軽くつつき、砂場で遊んでいる小さな女の子の方に視線を移した。その後、ジョーはティムの方に視線を戻して微笑んだ。ティムはうなづいた。そして、二人は砂場で遊んでいる女の子の方に近づいて行った。

私たちは心を読める者として、その場面を最初から心的な用語で意味づける。たとえば私たちは、その場面を次のように不吉なものとして意味づけるかもしれない。

おそらくジョーとティムは、子どもたちの一人に対して何かひどいことをしようと〈たくらんで〉いた。ジョーは、ティムが彼らの犠牲者が砂場で遊んでいる小さな女の子であることを〈知って〉〈欲しかった〉のだ。そして彼は、このことを視線で〈示した〉。ティムはジョーの〈意図〉を〈理解〉した。そしてその〈たくらみ〉が〈分かった〉ことをジョーに伝えるためにうなづいた。それから彼らは、何が起ころうとしているかに〈気づいて〉いない小さな女の子に近づいて行った。

あるいは、次のようにもっと楽観的にその場面を意味づけることもできるだろう。

おそらく、ジョーはティムにその女の子と一緒に遊ぶのは楽しいことだということを知らせ〈たいと思った〉のだろう。ティムはジョーの〈考え〉に〈同意した〉。そして二人は、砂場で遊んでいるその小さな女の子に一緒に遊んで〈欲しい〉かどうか尋ねるために近づいて行った。

これらの二つの説明には、〈 〉内に見られるように、心の概念や、これらの概念を表す言葉が散りばめられていることに注目しよう。実際、心的な（ないしは「意図的な」）[1] 枠組みなしには、他のどんな手段を用いても行動を意味づけることは困難である。私たちは、心的な枠組みによってしか行動を意味づけることができない。これはフォダー（Fodor 1983）が強調しているように、生物としての私たちの然らしめるところなのだ。

誰かから、こうした心の読みとりのことを指摘されたら、それなりの説得力があることだろう。一生の間、散文体で話してきたことを発見してショックを受けた、経典外文書の人物のことを思いだしてみるとよい。私たちは常時、努力することなく自動的に、ほとんど無意識に心を読んでいる。つまり私たちは自分が用いている言葉や考えを立ち止まって吟味してみるまで、自分が心を読んでいることに気づいてもいないのだ。

心の読めない人は、前の場面でのジョーとティムの行動をどのように意味づけるだろうか。なぜティムとジョーは、微笑を交わしたのだろうか。彼らの一瞥は何を意味していたのか。なぜ、彼らはその小さな女の子の方に一緒に近づいて行ったのか。

心的な枠組み、ないしはデネット（Dennett 1987）が意図のスタンスと呼んだものをもたない人、すなわち心を読めない人は、時間的な規則性による説明や、いつもの習慣という筋書き（ジョーが寝室に入って行ったことについて私が提案したような）を持ちだしたり、行動主義者が考える「強化スケジュール」と似た収まりの悪い原理を用いることになるだろう。しかしここでは、そのどれもまったく役に立たないように思われる。二番目の説明は、絶え間なく変化する社会的な世界に適用するには限界がありすぎる。三番目の説明は、行動を評価するのに時間がかかりすぎる。社会的な状況の只中においては、行為の原因に関して分別のある解釈を素早く提案することが、生存にとって重要な価値をもっているのだ。心的でない説明は、行為を素早く意味づけたり予測することが困難である。心を読めない人は、ジョーとティムはいったい何をしているんだろうかと、混乱してしまう。一方、心を読める人は、その状況を即座に判断することができる。

おそらく、コウモリになった状況を想像することが不可能なように、心を読めないとはどのようなものか、想像することも不可能だろう（Nagel 1974）[2]。ものの所在がエコー（反響音）によって知らされるコウモリの世界で生きていくためには、視覚によって得ている事物の概念とは根本的に違った概念を伝えなければならない。それは私たちの想像を越えている。逆に心を読めない人にとっては、心を読める人がどのようなものであるか、おそらく想像ができないのだろう。スパーバー（Sperber 1993）は、「コウモリがエコーで物のありかを特定するためにエコロケーションを用いるように、人間にとっては心の状態に原因を帰することがエコロケーションだ」と述べている。それは、私たちが社会的な環境を理解するための自然な手段である。

心を読める人と読めない人の隔たりは、非常に大きいに違いない。ゴプニク（Gopnik 1993）は、心を読めない人の目から見た世界がどのようなものであるかを想像して、次のように説明している。

食卓の周りに座っていて、こんなふうになることだろう。私の視野のてっぺんには、ぼやけた鼻の端があり、正面には揺れている手がある。……私の周りには皮膚の袋が椅子に掛けられており、布切れに押し込まれている。それらは思いもよらないやり方で位置を変えたり突き出したりする。……それらの上端に近い二つの黒い点は、落ち着きなく前後に動きまわっている。その下の方の穴は食物で満たされており、そこからは雑音が連続して出ている。その騒々しい皮膚の袋が突然にあなたに向かって動き出し、その雑音が次第に大きくなってくる。しかしなぜそうなるのか、またそれらが次にどのようになるのか分からない。

悲劇的なことに、心を読めないというのは、無用の思考実験や科学的なフィクションではない。ある人々にとっては、まさに現実の出来事なのだ。ゴプニクは、心を読めないのがどんなに恐ろしいことであるかを示唆している。私は、彼女の言うところは正しいに違いないと考えている。もちろん私は、心の状態という観点から行動を読む能力をもたない人になりたくない。私はこの本で、自閉症という生物学的な条件をもつ児童や成人が、程度の違いはあるにせよ、心を読めないことに悩んでいるということを論じたい。(3) 理由はこれから調べてゆくのだが、彼らは正常な手段で心を読む能力を発達させることに失敗しているのだ。

この本では最初に、ニコラス・ハンフリーが提唱した考え方について述べる。この考えは一九七〇年代と一九八〇年代に出版された一連の草分け的な評論であり、一九八四年出版の彼の著書にまとめられている。ハンフリーは、人間を特徴づける最良の方法は「心理人（Homo psychologicus）」としてであると考えている。彼が述べているように（Humphrey 1984, p.3）、「人間は生まれつき心理学者である」。彼はこの点を敷衍して次のように述べる。

今日では、あらゆる普通の男女に、心理学を行う能力が備わっている。しかしだからといって、決して普遍的な能力ではない。……実際に、内的な経験を記述するどんな論理的な問題でも、人間はあらゆるところで公然とそれを試みている。私が知っている限り、事物や自分自身の意識について語る適切な語彙とみなされるものをもたない言語は、世界中のどこにもない。また、この語彙を自由に用いることを素早く学習しない人も、世界中のどこにもいない。実際のところ、人間の内的体験について表立って論ずるのは人知を越えるどころか、人間にとって文字通り児戯に類することで、子供は二〜三歳になるやならずの頃からそれを学習しはじめる。そしてこの常識的な語彙がわけなく獲得されるという事実は、このような形の記述が人間には生得的に備わっていることを示唆する。なぜならそのような記述は、個々の子どもが自分自身について生得的に知っている内的な真実の上に描かれるものだから（同、pp.5, 8）。

つまりハンフリーは、行為者の心の状態という観点から行動を理解する能力は生得的なものであり、長期にわたる進化によってもたらされたものと考えている。このことからハンフリーは、進化のある時点では、私たちはこの能力を欠いていたと結論する。彼が最初にこの考え方を提唱した記述の中に、「ただそれだけ」物語がある。

……昔むかし、人の祖先で意識をもたない動物がいた。このことは、これらの動物に脳がなかったと言っているのではない。彼らには知覚があり、知力があり、複雑に動機づけられている生物だった。彼らの内的な制御機構は、多くの点で私たち自身のそれと同じだった。しかし彼らは、その機構を吟味する方法をもたなかった。彼らは賢い脳をもっていたが、心はからっぽだった。彼らの脳は感覚器官からの情報を知覚して処理するが、心は、それに伴うどんな感覚も意識することがなかった。彼らの脳はたとえば飢えや恐れによって動かされるとしても、心はそれに伴うどんな情緒（情動）も意識せず、彼らの脳は随意活動を実行するが、心はそれに伴う意思を意識するわけではなかった。……こうしてこれらの祖先動物は、彼ら自身の行動について、内的な説明をまるで知らないまま生活を送っていた（同前、pp.48–49）。

これを「ただそれだけ Just So」物語と呼ぶことで、私はハンフリーの貴重な貢献をけなそうとしているのではない。彼は自分の研究を、自分でそう呼んでいるのだ。彼はその考えを科学的に証明しようとしなかった（実際、そのような進化論的な主張が証明できるものかどうかは、真に一つの問題である）。したがってこれは、彼がこの重大な考え方を、ちょうどここまでは論じていたということである。ただし彼は、後に「シミュレーション理論家」(4)によって論じられるような、私たち自身の内的な経験によって他者の心の状態を読むという想定を付け加えている。しかしこれらの想定を除けば、ハンフリーは自分の考え方を支持したり科学的に発展させることを、他の研究者に委ねた。

私は、自分の研究がこの企図に寄与することを願っている。私はこの本の中で、心を読むことの心理学的な発達モデルによって、ハンフリーの考えを発展させようと試みている。本書では、心を読むという注目すべき能力の基礎をなしているはずだと私が思ういくつかの基本機構を提唱する。次に、自閉症児はこの能力を発達させるのに失敗しているという証拠を探す。その後で、このことが心を読む能力の進化論的および神経学的な基盤の解明をいかに助けるかということを考察する。私はまた自閉症の研究は、「目の言語 the language of the eyes」の理解を可能にする二つの機構が演ずる役割に対して光を投ずるものだと主張したい。

第2章

進化論的心理学と社会的チェス

この本で私が採っているアプローチは、部分的には、進化論的心理学の研究に寄与する試みと要約できるだろう。コスマイズ、トゥービー、およびバーロー（Cosmides, Tooby, and Barlow 1992, p.7）は、進化論的心理学を「人間の心の遺伝された構造が進化過程の産物であるという事実を取り入れた心理学」と定義している。

進化論的心理学とは何か

「進化論的心理学」というのは、もちろん生物学を変革した「進化生物学」にちなんだものである。コスマイズらが示唆しているように、今や心理学は、進化論を介して生物学と統合されようとするのに時期が熟している。生化学や遺伝学から動物学や生態学に至るまで、生物学のあらゆる領域はダーウィンの枠組みに組み込まれてきている。したがって私は、心理学がこれまで統合化に遅れをとってきたことに、いささか困惑している。私がここで行おうとしていることの一つは、生物学における心理学の隣接分野と手をつなぐことによって、この統合を行うことである。

私は、心理学のすべてがダーウィンの枠組みに従うと示唆するものではない。なぜなら人間の行動に、自然選択とは無縁の一面もあることは明らかだからである。（たとえば服装のファッションを考えてみればよい。）しかし言語、色彩知覚、親らしさ、あるいは（私が主張するような）心を読むことのそれぞれ普遍的な側面など二、三の例を挙げるだけでも、心理学者が研究している人間の普遍性には、その現象が生物学的かつ生得的で、自然選択の産物である可能性の高いものがある。

「普遍性」という言葉を用いる場合には、但し書きが必要である。つまり普遍的ではあるといっても、その現象が個々人の間で一定であることを意味しているわけではない。それどころか、胃袋の大きさに個人間でかなりの変異があるように、普遍性にも変異が存在する可能性は高い。要するにここでいう普遍性とは、人間には全員胃袋があるといったようなことである。心を読むことは普遍的なものであると私が言うのは、まさにこの意味においてである。もちろん発生学的な病理状態として、胃袋のない人が生まれることはあるかもしれない。しかしそのような発生学上の異変は、胃袋が普遍的なものだという見解を損ねるものではない。実際にそのような発生学的な異変は、正常な胃袋の形成を制御している遺伝子の発見に役立つだろう。逆説的に言えば、胃袋のない身体を形成する発生学的な病理は、胃袋の進化を裏付ける証拠となる。

同じように、「生物学的」という言葉の使い方にも但し書きは必要である。心理学的な状態は生物学的なものだと私が言うときは、それは脳の中に心理学的な状態を制御する特殊な過程が存在することを意味している。その意味で、「脳がないと心がない（no brain, no mind）」という古い諺にも言うように、すべての心理学的な状態は生物学的なものである。したがって私は、必然的に普遍性をもつ心理学的な状態（たとえば話すこと）を中心に据えようと思う。これに対して、普遍的ではあるが必然的ではないこと（たとえばテレビを見ること）について強調しようとは思わない。前者は、むしろ生物学的な本能と似たものである。このことから、ピンカーは「言語本能」（Pinker 1994）の語を使っている。私は本書で、「心を読む本能」とでもいうものを扱うことになるだろう。

スティーヴン・ピンカーは、先に述べた論理を厳密に用いて、言語に対して進化論的なアプローチを有効に適用している。言語をもたない人間社会を発見しようとしても、そのような社会が存在しないのは、ピンカーによれば、言語が人間の生物学の一部だからである。もちろん世界中の六千以上の言語に、文化的な違いは明確に存在する。しかし言語を発展させたり言語を用いようとする基本的な欲求——すなわち言語能力——は普遍的なものである。（ピンカーもノーム・チョムスキーに続いて、統語法の普遍性に関する証拠をまとめている）。

同じように、親であることに対する進化論的なアプローチは、ボールビーの「愛着理論」[1]（Bowlby 1969）の中核をなしている。幼児は（長い祖先種の系列における幼若なメンバーと同じように）、大人の養育者に対して強い「愛着」の欲求をもっている。この愛着は幼児の物理的な生存にとっても、心理学的な安全にとっても、極めて理にかなったものである。色彩知覚に関して言うならば、人間の色彩知覚を研究するために動物のモデルを用いるという考え方自体が進化ということを前提としたものであり、実際に多くの実りをもたらしてきた（Zeki 1993）。この本ではハンフリーの跡に従いつつ、ある人々に生まれつき心を読めなくしている発生学的な病理状態に一部分もとづきながら、心を読む能力が進化してきたことを論ずる。

進化論的心理学では脳（つまり心）を、自然選択によって特殊な適応上の諸問題を解決するための特異的な仕組みを備えることとなった器官と見る。心理学へのこのアプローチを開始したのはダーウィンだった（Darwin 1872）。前述した例で示したように、個人間で情報を交換する方法は、初期のヒト科の動物が直面した適応上の問題の一つだったと思われる。脳の言語中枢は、この問題に対する一つの解決である。似た形や大きさのもの（たとえば有毒な果実と食べられる果実）を区別する方法は、私たちの祖先が直面した問題の一例だったであろう。色彩を知覚する脳の中枢は、この問題への有効な解決の一つだった。同じように、愛着のシステムは、未熟な赤ん坊が種として生き延びることを保証するという適応上の問題を解決する。コスマイズその他（Cosmides et al. 1992）は、脳を七つ道具ナイフにたとえている。このナイフのそれぞれの刃は、明らかに特殊な目的のためにデザインされている。つまり栓抜きはコルクを抜くため、ねじ回しはねじを回すため、鋏は薄いものを切るため、鋸は厚い物を挽くためというように、それぞれの問題をうまく解決するようにデザインされている。したがって、それぞれの問題解決に見合った「機構」をもっているのだとすれば、栓抜きをねじ回しとして用いたり、ねじ回しをコルクを抜くのに使ったりすることは意味をなさない。このことは、コスマイズその他が述べているように、脳の働きについても言える。私たちは話すために色彩知覚の機構を用いたり、色彩を理解するのに言語システムを用いたりしない。問題を解決するのには、その機能に対して特殊化したモジュールを用いる。(2)

さて進化論的心理学は、人間に特有の認知機構やその過程の働きを証明することを目的としている。またこれらの機構のもつ神経生物学的な意味や適応上の意義を明らかにしたり、それらの系統発生や個体発生を明らかにすることを目的としている。そして最終的には、これらの機構におけるすべての病理を明らかにしようとする。これらの目的を間違いなく視野に止めておくべきだろう。(たいていの心理学の理論家が、こうした広範囲の理論を展開したいと望んでいるだろう。しかしこうした個々のレベルのすべてに焦点を当てることができるのは、進化の枠組みにもとづいた理論のみであることが多い。)

「生物学的」という言葉を用いる際の最後の但し書きは、普遍性だけが生物学的なものではないということである。個体差もまた生物学的である。(古典的ダーウィニズムは、自然選択が作用すべき個体差にもとづいている)。同じように、あるものが生物学的であるということと、それが生得的であるということとは異なる。またあるものが生得的であるという理由だけで、それがモジュール構造をもっていることを意味するものではない。結局のところ、たとえあるものが生得的で、モジュール的なものであったとしても、それが自然選択によって引き起こされたものかどうかは未解決の問題である。(たとえばピンカー (Pinker 1994) は、言語が生得的かつモジュール的なものであるとしても、必ずしも自然選択の産物ではないとするチョムスキーの見解に、明白な反対を表明している）。さまざまな行動が生得的、生物学的、モジュール的なものにもとづいているという見解は、個々に証明されなければならない。

私はこの本で、相手個体の行動を速やかに理解し予測するという特殊な適応上の問題から、進化論的心理学の目標に向かいたいと考えている。心を読むことがどのようにしてこの問題を解決するのかということや、どのようにそれが生得的、生物学的、モジュール的な基礎をもっているかについて概説する。コスマイズその他（Cosmides et al. 1992, p.8）は、適応上の問題を「その解決によって、どれほど末梢にわたるとしても、生殖に影響がもたらされる」もの[3]と定義している。なぜなら生物学的システムの進化を形成する機構は、個々の個体における生殖成功度へのそのシステムの寄与ということなのだ（生物システムをまずもって形成するものである遺伝子の伝達を可能にするのは、生殖である）。もちろんこれが、今日ではよく知られている自然選択の考え方である。相手個体の次の行為が自分に攻撃を仕掛けてくるのか、もっている食べ物を分けてくれるのか、あるいは自分と友達になろうとしているのか、あなたはそれを素早く予測できる方が良いことは自明だと思う。なぜならこれらの行為はいずれも、「どれほど末梢にわたるとしても、生殖に影響がもたらされる」ものだから。

要約すると、進化論的心理学の一つの重要な目的は、神経認知機構の進化を明らかにすることである。このためには理論家は、ボールビー（Bowlby 1969）などの生物学者が進化論的な適応環境（Environment of Evolutionary Adaptation：EEA）と呼んだ考え方をする必要がある。これは、その機構が適応するための環境である。心を読むことの進化論的心理学における適切なEEAとは、どんなものであったのだろうか。

進化論的な適応の社会的環境

明らかに、近代の人類史の期間は適切なEEAではなかった。コスマイズその他(Cosmides et al. 1992, p.5)は、私たちの生物学的な機能のすべて——心を読む能力も含めて——は、現代の人類の歴史に適応するためのものではありそうにないと指摘している。この期間はわずか一万年ぐらいのものだった(農業の出現から数え始めるとすれば)。対照的に、人間の進化にあてられた期間は二つの相にまたがっていると見られる。つまり洪積世期(ほぼ最近の二百万年にわたるこの間、人間[の祖先動物]は狩猟=拾集生活をしていた)と、それ以前の数億年の時期である(この時期、彼らは同種とか他種の生物を略奪して生きていた)。これらの時期の長さを念頭に置いておくことは重要である。なぜなら「心がそれとの取り組みのために形成されてきた適応上の問題を、どのような環境や条件の組合せが規定していたかということが、それらの時期によってはっきりするからである。心を形成したのは、現代の条件よりは洪積世期の条件だった」(同、p.5)[4]。

洪積世期の時期に、神経認知に多大の進化があったことは疑いがない。脳の大きさは、アファールのアウストラピテクス[愛称「ルーシー」]このかた三百万年の間に三倍に増加し、四百立方センチ

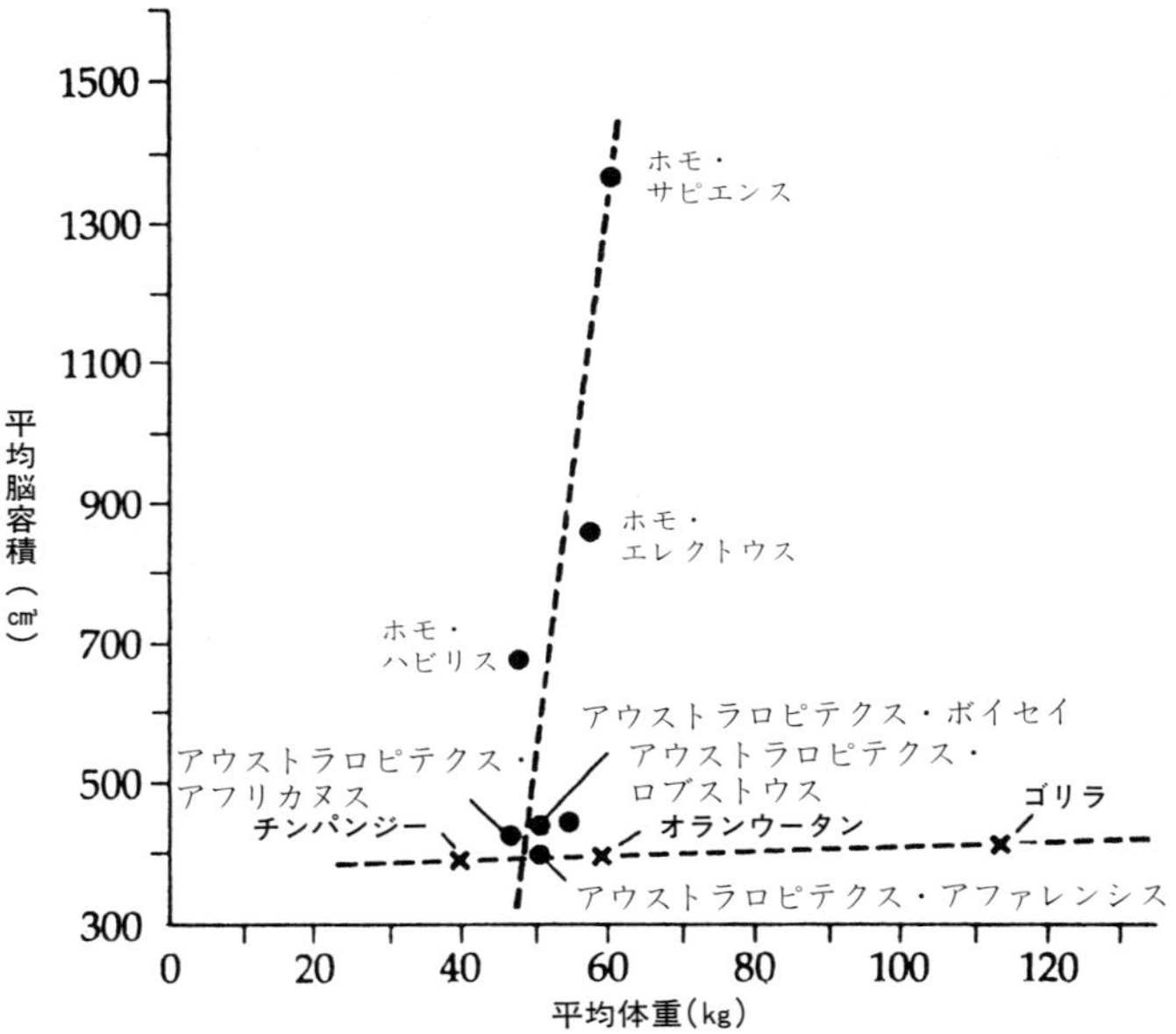

図2・1　過去300万年間の脳の容積の変化（Lewin 1992 より）

メートル前後だったものが、現在約一千三百五十立方センチメートルに達した（図2・1）。

脳が大きくなってきた原因として、多くのことが考えられる。多くの理論家（Humphrey 1984；Byrne and Whiten 1988；Cosmides 1989；Brothers 1990）が一致している一つの重要な要因は、より大きな「社会的な知能」が求められたことだった。つまり他者の行動に関する情報を処理する能力や、他者の行動に対して適応的に容易に反応できる能力である。人類でない大多数の霊長類は社会的な動物であり、少なくとも二個体、多ければ二百個体の集団で暮らしていたから、より大きな社会的な知能を必要としたと思われる。

たとえば二個体の集団の中で暮らしている場合、理解しなければならない行動の複雑さは、（「ジョンは寝室に入っていった」）という最初の例が示している程度のものである。しかし二百名もの集団の中で暮らしていると、社会的な行動の理解は極めて複雑なものになる。生き延びて繁栄するためには、行為を速やかに理解する必要がある。そのためには、強力な装置――またはそれらの組合せ――が必要だった。

どのようなEEAが社会的な知能にとって必要なのか、確実なことは言えないが、しかし現存する人間以外の霊長類に見られる非常に多様な社会的機構は、その手がかりを与える。ある霊長類（たとえばテナガザル）は一夫一婦制だが、ある霊長類（たとえばゴリラ）は「一夫多妻制」で暮らす。そこでは、唯一の雄が雌の一集団とその子たちを統制している。他の霊長類（たとえばチンパンジー）は「多夫多妻制」である。そこでは数匹の雄が、広範囲に散らばっている雌の集団やその子孫を守るために互いに協力しあっている。さらにある霊長類（たとえばオランウータン）は、レウィンが言うところの「爆発した一夫多妻制」（Lewin 1992）のもとで暮らしている。そこでは、一匹の雄が雌の集団とその子孫を守っているのではなく、広い範囲に散らばっている。これらすべての霊長類が共通の先祖から進化したと仮定するならば、社会的な複雑さの増大は、彼らが直面した適応上の一問題だったと考えられるだろう。社会的な機構の複雑さが増大したのは、脳の変化による結果の一つだったかもしれない。あるいは新しい脳の機構が、増大する複雑な社会行動を解決するための社会的な知能の進化に貢献したとも考えられる。いずれにしても、社会的な知能に関する脳の基本的な役割について詳しく見ていく必要がある（Dunbar 1993）。

しかし脳については後で述べるとして、ひとまず社会的な行動とEEAの問題に戻ることにする。再び霊長類のことになるが、彼らは教育的な動物だった。さまざまなモデルが示唆しているように、霊長類は、カモシカ、羊、牛など彼らと匹敵する大きさの集団で暮らしている他の動物の社会環境よりも、はるかに複雑な社会環境のもとで暮らしている。（羊どうしが極めて稀にしか相互作用しないことに、読者は気付いているだろうか？）複雑さの違いは、社会的な相互作用の性質にある。レウィン（Lewin 1992, p.46）によれば、「[霊長類の] 群は……外見上は実際生活に直接関係がないように見えるが、強い社会的な相互作用の中心をなしている。それは人間の世界だったら社交と言えるようなもので、友好や同盟を作ったり破棄したりすることが行われている」。

霊長類にとっての大きな課題だったこと（今でもそうであるが）は、集団において他者の行動を理解し、予測し、操作することであった。バーンとホワイテン（Bryne and Whiten 1988）は、これを社会的な相互作用のマキャベリ的性質と述べている。さまざまな目的で他者を利用するために、他者に関わるのだ。霊長類の集団では、誰がより高い地位を得るかを決定するのは、この社会的な知能である。この点についてレウィンを再び引けば、

他の動物種の観察で二匹の争いを見たときには、どちらが勝つか容易に見当がつく。より大きな牙、より大きな角、あるいは何にせよ戦いに適した武器をもっている方が勝ちである。しかし猿や類人猿ではこういう具合ではない。彼らは、「友情」のネットワークを形成したり、他者の同盟を観察することに多くの時間を費やしている。その結果、挑戦者を助ける仲間が側にいて、他方、犠牲者には仲間がいない頃合を見計らって攻撃を仕掛けることによって、身体では劣っている個体でも、強い個体に勝利を納めることができる（Lewin 1992, p.129）。

レウィンと共著を書いた古生物学者のリチャード・リーキーも、同じような結論に達している。

猿や類人猿、人類などの高等霊長類の世界は、要するに社会的なチェス・ゲームである。烈しい知能戦である。その戦いは、古代のボードゲームよりもさらに烈しいものがある。なぜなら駒がいきなり身分を変える――ナイトがビショップになったり、ポーンが城になったりする――ばかりで

なく、時折色まで変わって、敵方になってしまうのだ……。

各個体が求めているのは生殖の成功である。つまりできるだけ多くの健康で社会的に有能な子孫をつくることだ。極楽鳥の場合に生殖で最大の成功（雄の場合）を得るのは、最も手の込んだ羽毛と勝ち誇ったディスプレーをする個体である。アカシカの場合は（これも雄）、しばしば文字通りに相手を圧倒するような最大かつ最強の身体をもつことである。高等霊長類では最も大きな生殖の成功のもととなるのは（雄雌とも）、強さや外見といった身体的なものよりも、社会的な技能である。霊長類の社会的つながりの複雑な相互作用が、精巧なふるい分けシステムをなしており、同盟関係を結んだり他者の同盟関係を監視することが、生殖の成功をもたらすのに有効である（Leakey and Lewin 1992, pp.191-293）。

そこで一つの見方として、霊長類の進化の特徴は、社会的な相互作用の複雑さの増加にあるということだろう。この増加は、（認知的なレベルでは）速やかでかつ適応的な知能の増加を必要とし、（生物学的なレベルでは）さまざまな脳の機構の増大を求めることになる。脳の進化の「マキャベリ仮説」は、決して証明されたわけではない。なぜなら、それに代わる仮説がこれまでの証拠によって排除されているわけではないからである。しかしながら、この仮説はなお強力なものである。

社会的チェス

「社会的チェス」という比喩はハンフリーによるものだった。彼は、個体が社会生活を理解し、社会生活による利益を享受しながら複雑な社会集団の中で暮らしていくことを可能にするために、知能が進化したと考えている。彼によれば「創造的知能の主要な役割は、共同体を結びつけることにある」(Humphrey 1984, p.19)。この考え方は、社会的な知能と他の知能との間に明確な違いがあることを仮定している。この点についてハンフリーは次のように言う。

「社会的な知能」は、まず第一にある抽象的な知的な技能の発達を必要とする。もし、人が社会的な相互作用という迷路を通り抜けようとするならば、その前提として特別な種類の予定計画を立てなければならない。彼らは計算可能な生物になる必要があった。つまり、まだ実際には起こっていない可能性について考えたり、陰謀をめぐらしたり、敵の裏をかく策略をめぐらしたりして、自問自答に劣らず緻密に集団内の仲間と知恵の張り合いをする能力をもつことである。社会的でない世界、棍棒と石つぶての世界、まして食う食われるの生物の世界を相手にしているときには、人類はいまだかつて、現在求められるような抽象的な推理能力を必要とすることはなかった。しかしいま、社会的な集団の中では生存そのものがこれに懸かっている。……社会的な動物の生活は、高度に問題解決的なものである。高等霊長類の間で知られているような複雑な社会では、それぞれの成員には、群の全体的な構造を維持することと同時に、その集団内で他者から搾取したり、策略を用いて他者を出し抜くことから得られる利益がある。つまり社会的な霊長類は、彼らが作りあげ維持しているシステムの性質上、計算する生物であることを求められる。自分自身の行動がもたらす結果の計算、他者がやりそうな行動の計算、利害得失のバランスの計算などが求められる。しかも計算の根拠となる証拠は不確かで曖昧で、変化しやすいものでしかなく、この事情は、それが自分自身の行為の結果である場合にも同じようなものだからである。このような状況下では、「社会的な技能」は知能と手を携えており、ここで結局求められる知的能力は、最も高位のものである。社会的な策略や、相手の陰謀の裏をかくゲームは、チェスのゲームと同じく、単に累積された知識にもとづいて行うことのできるものではない。

チェスと同じように社会的な相互作用は、典型的には社会的な相手どうしの間でなされる相互作用である。たとえばある動物は、自分自身の行動によって他の動物の行動を変えようとするかもしれない。しかし社会的な動物は、それ自体が他者に反応するものであり知能をもっているものだから、相互作用はまもなく両方向性の主張となっていく。そこでは両「プレーヤー」とも、ゲームの進行につれて自分の戦略——ときには自分の目標——を変える用意ができていなければならない。つまり単に現在のプレーの状況を知覚するための認知的な技能（それらも重要なものだろうが）だけでなく、それ以上に、社会的ゲームのプレーヤーはチェスのプレーヤーと同様に、先を読んで計画する特別の能力をもっていなければならない。ゲームにおけるそれぞれの動きは、それに対する他のプレイヤーからの反応を呼び起こす。そのため、先を読む計画は決定の樹状図のような形になる。この図では、根元は現在の状況に相当し、枝は違う可能性を見越した上で考える「手」に相当している。それは他のどんな生物圏にも類のなさそうな知能レベルを必要としている。もちろん、強いプレーヤーもいれば弱いのもいる、玄人もいれば素人もいる。しかしいずれにしても、私たちや複雑な霊長類社会の大部分のメンバーは、子どものときからずっとこのゲームの中で生きている(Humphrey 1984, pp.4, 20-21)。

社会的なチェスという比喩は、社会的な相互作用について考えるときに、いくつかのレベルで有効である。チェスのように、社会的な相互作用は、目標に対して徐々に接近する戦略を要求している。またさまざまな参加者の位置の変化を見逃さず、これらの変化がどのように自分自身の立場に影響するかを予測したり、次に何が起こるかを計算し、それを適切な反応によって待ち受けたり、敵の裏をかいたりすることを要求している。また社会的な相互作用でも、チェスと同じように問題解決のためにむずかしい問題が課されることがある。目標とする敵の駒を動けないようにするためには、自分の駒をどこに置いたらよいかが自明であるとは限らないように、相手の行為をどのように予測するか、どのようにして他者に対して自分の欲求を実現させるか、どのようにして集団の中の多くの人に影響を及ぼすかということも自明ではない。

社会的なチェスというメタファーは、いくつかの点で社会的な相互作用の概念を歪める危険性もある。その一つは、社会的な相互作用のすべてが、チェスのような競争の動きではないということである。（協調的な社会的な相互作用でさえ、かなり心を読むことを必要としている。）二つ目は、私たちの多くにとって、実際にチェスを指すことはかなり骨の折れることだという点である。つまりどの手に決めるにしても、一瞬にひらめくものではない。実際ほとんどのチェスの試合では、決定のための思案にイライラするほど時間がかかるので、制限時間が設けられている。それとは対照的に私たちのほとんどにとって、社会的な場面における行為を判断したり、社会集団の中でどうやればうまくゆくか判断するには、それほど骨の折れる論理的な推理を必要としない。私たちが行う社会的なチェスは、ずっと直観的なものである。私たちは何をすべきかがすぐ分かるし、他者の行為の背後にあると思われる理由は容易に推理できる。

玄人のチェスプレイヤーは、次の最善の一手が何であるかが直観的に分かると感じている。したがってチェスにおける彼らの技量は、どのようにして私たちが社会的な相互作用の中で定石通りに判断するのかということに関する優れたメタファーになりうるだろう。チェスの達人のように、私たちは社会的な相互作用における達人である。私たちが行う社会的な推論の過程は、自動的で努力を必要としないものになっている。それはたぶん、何年にもわたる日々の練習によるものであるし、またおびただしい年月をかけた進化の結果として、人生のまさに最初から、人間の脳が推論によって社会的な行動を自動的かつ容易に解釈するようにプログラムされていることによるものだろう。私たちは、社会的な相互作用に解読の努力が必要と見る段階など、通過しないのかもしれない。それどころか私たちは、生まれつき社会的なチェスを理解できているか、少なくともそのゲームを理解したり、参加したりするのに必要な基本原理の多くを、もち合わせている。私たちは、社会的な状況の解決を直観的に「見る」ための鍵となるある重要な神経機構をもっているのだ。

第3章

心を読むこと——自然の選択

進化の点からみれば、それは大躍進だったに違いない。……私たちの最初の祖先が敵の内的な世界を実際に推論する能力を発達させたときの生物学的な恩恵について想像してみよう。彼らは相手が何を考えているか、また次に何をしようとしているのか想像することができた。自分の心を読むことによって、他者の心を読むことができたのである（Humphrey 1984）。

心を読むことを可能にしていると思われる特別の機構について述べる前に、準備の仕上げとして一つだけ述べておくことがある。心を読むことこそ、他者の行動の意味を理解するための最良の方法だということを納得して貰いたい。この点が納得されれば、なぜ進化が心を読むことに寄与してきたかということが明らかになる。(1) これは容易に信じて貰えることだろう。なぜならば心を読むことに代わるものは、他におよそ存在しないからである。私は主としてデネット（Dennett 1978a）の考え方を参考にして、この点を明らかにする。

心を読むことがなぜ私たちにとって素晴らしいものかという理由は、以下のようなことである。複雑なシステム（人間のような）を理解するためのもっとも容易な手段は、このシステムに心の状態を帰属させてしまうことだ。デネットは、理解するということを、複雑なシステムの行動の説明を提案したり、それが次に何をしようとしているか予測することだと意味づけている。彼は、この理解する能力を「意図のスタンスを採用すること」と呼んでいる。「意図のスタンス」という用語は、特殊な意図の状態のことではなく、意図の状態のすべて（信念、欲求、思考、意図、希望、記憶、恐れ、見込み）を帰属させる能力のことである。

心を読むことに代わるものは何か？

デネットは、意図のスタンスを採択することに代わるものとして、次の二つを上げている。第一は、システムを物理的な構造という観点から理解しようとするもの（物理的スタンス）である。第二は、機能的なデザインから理解するもの（デザイン・スタンス）[2]である。私たちは、自分たちが知っている物理的な構造をもつシステムを理解するときに、物理的なスタンスを採用する。たとえば私たちは、人体解剖について少しは知っている。皮膚を切ると血が出るのは、血管が傷ついたからである。この場合、身体についての理解は、「通俗生物学」による物理的スタンスを採用した形をとっている。けれども物理的なスタンスを用いて人の行動やあらゆる種類の動物の行動を理解することは、私たちの知識の状態から見て無理である。動物の行動や人間の行動を純粋に物理的な観点から理解するためには、さまざまな行動を生じさせているおびただしい生理学的（脳の）状態について知っていなければならない。

このことから、心を読むこと（ないしは意図のスタンスを採用すること）は、物理的スタンスを用いるよりも、はるかに単純でしかも強力な解決方法だと考えられる。意図のスタンスによると、第一章の最初の例に対する答えは次のようになる。

ジョンは寝室に入って行った。なぜなら、彼は自分のジャケットを見つけることを〈欲した〉し、それが寝室にあると〈思った〉から。

これを物理的なスタンスを用いてできるだけ正確に述べると、次のようになるだろう。

ジョンは寝室に入って行った。なぜならば六個の〈脳の状態〉（A、D、F、H、J、Q）が特定の連鎖（D、J、Q、A、F、H）によって活性化されたから。

しかしながら前者の方が、計算にとってはるかに単純である。後者の説明は、ジョンの現在の行動が、ある特定の連鎖によって活性化された六つの脳の状態によるものであると仮定している。もちろん実際にはこれよりもはるかに多数である。この物理的スタンスの説明は、これらの脳の状態が熟知されていることを仮定している。結局、現在の段階ではまだ不十分であるが、物理的スタンスは、これらの脳の状態を知ることができると仮定している。しかし現実には一般人も科学者も、ある特定の時点において他者の脳がどのように働いているかを「知り」、次にその人がどのように行動するかを予測するための「脳視鏡」をもっていない。

意図のスタンスに代わり得る最初のスタンスについては、これくらいにしておく。つまり、物理的スタンスは、ある事柄の理解にとっては十分であるが、複雑なシステムの行動を予測するには適していない。それでは、第二のデザイン・スタンスについてはどうだろうか。デネットによれば、私たちはあるシステムの物理的な構造に対して無関心である（その意味で物理的スタンスは役立たない）。しかし、そのシステムを外から観察できる部位の働きによって理解しようとする場合には、デザイン・スタンスを採択する。たとえば、自分のコンピューターの行動を予測するのに、シリコンチップやコンピューターの物理的な構造の詳細を知らなくても、削除キー（自分が今タイプしたものを消す働きをする）や、エスケープキー（画面を消す働きをする）などのデザインの特徴について述べることはできる。デザイン・スタンスは（ある程度まで）解釈的であるだけでなく、このボタンやスイッチを押したらシステムが次に何を実行するかということを予測可能にする。

デザイン・スタンスは、目覚し時計、テレビ、サーモスタットなどのように明確に観察したり操作することができる部品から構成されているシステムを説明しようとするとき、うまく機能する。しかしながらデザイン・スタンスは、心を読むことにおいても同じように機能している。実際に、多くの人は、コンピューターを心的現象を扱うような方法で理解しており、次のように言う。

私のコンピューターはこのコマンドを表示している。なぜならコンピューターは、私が終了したと〈考えて〉いるから。

デネットは、私たちがサーモスタットについて語るときのやり方も同じであると指摘している。

それは、部屋を一定の温度に保つことを〈欲して〉いる。そして部屋が暑くなりすぎてきていると〈考えて〉いる。

しかしながらデザイン・スタンスは、これらの場合にしか役に立たないように思われる。たとえば次のような言い方はどうだろうか。

私のコンピューターは働いていない。なぜならばプラグを入れていないから。

デザイン・スタンスは、それを用いて人の行動や他の動物の行動を理解しようとするときには、十分な成果を得ることができない。なぜなら人間や動物は、機能的にあるいはデザイン的に説明できるような外見的あるいは操作的な部分を、わずかしか持っていないからである。デザイン・スタンスは、人の反射の意味の理解には十分役に立つ（たとえば瞬きは目の表面に息を吹きかけたり、指でつついたりしたときに生じる。なぜなら、目の表面には目を閉じさせる働きをする圧検出装置があるから）。デザイン・スタンスは、同じように、外から観察することができない過程の研究に関しても非常に役に立つ。しかし、瞬時に変化する人の行動の理解や予測には、ほとんど役立たない。

デネットの考え方に対して、私たちはプラグマティックな観点から心を読むことを採択している。いずれにしてもデネットは、実際に個体の頭の中に心の状態が存在するかどうかを問題にしていない。心を読むことは、他の個体を「理屈にかなった行為者（rational agents）」として取り扱うことを可能にするという理由で、私たちは心の状態を仮定している。しかしフォダー（Fodor 1983）にとっては、単なるプラグマティックな問題ではない。彼によれば、私たち自身や他の個体の頭の中には、心の状態が実際に存在しているからこそ、私たちは心を読むことができるのだという。心の状態を推論することが、行動の意味を理解したり、予測するための強力な手段になっている。（逆にチャーチランド（Churchland 1981）は、心を読むことを認めているが、心の状態が存在すると考えることは明らかに誤りだと論じている）。

ここではフォダーの考えに焦点を当てることにする。私たち自身の行動や他者の行動――またあらゆる複雑なシステムの行動――を理解し予測することが可能になることにより、進化による問題の解決がもたらされる。それが意図のスタンス、すなわち本書でこれまで心を読むことと称してきたものだったというのが、フォダーの見解である。フォダーも指摘しているように、それは便利でしかも強力な理論である。まさに私たちが、社会状況の只中において必要とするものはこれである。また意図のスタンスは、他の代替え案の追随を許さない。科学者が脳視鏡を開発するのを待つまでもなく、霊長類（初期のヒト科動物を含む）は進化によって、複雑な社会的な相互作用を理解し、それに参加することができるようになった。もしもそうでなかったとしたら、ヒト科の系統はとうの昔に死に絶えていたに違いない。進化は私たちに心視鏡とでも言うべきずっと単純な装置を与えたのだということを、私は主張したい。そしてその装置は私たちの神経解剖構造の一部となり、他の人間の心を読むことを可能にした。(3)

このことをよりリアルに描くため、セールスマンがあなたの家の玄関で、証書にサインして貰うのを待っているところを想像してみよう。あなたは彼の行動と、次に彼が何をしようとしているかを素早く理解する必要がある。彼の要求、意図、考え、動機を推論することが、彼の行動の理解を可能にする。それでは、あなたが初期のヒト科動物で、仲間個体があなたや配偶相手の毛づくろいを申し出たところを想像してみよう。あなたは、彼の接近を許すべきかどうか素早く判断しなければならない。彼の動機が純粋に愛他的なものか、それとも騙そうとしているものかを推論することは、社会的な脅威に対して時機を逸することなく反応するために不可欠の判断戦略である。少なくとも現代人は非常に速やかに、しかも自動的に心を読むことができるように思われる。私の推定では、ヒト科動物は長期にわたって心を読んできたものと思われる。

心を読むことは「通俗心理学」の名のもとで行われてきた。後者の方がぴったりする名前かもしれない。(4) なぜなら心を読むことは、他者を理解するための極めて日常的な手段だからである。このことについて、デネット（1987, p.48）は次のように述べている。

私たちは互いの行動を解釈したり予測するために、常に通俗心理学を用いている。つまり確信をもって――また全然意識しないまま――互いに対して信念や欲求を帰属させている。そして生活の大部分を、これらの用語を用いて世界――自分自身もそこに含めて――を定式化することに費やしている。……たとえば私たちは高速道路で冒険を冒すたびごとに、他の運転者がもつと考えられる知覚的な信念、正常な欲求や決定傾向が信頼できるという一般的予期に、自分の生命を賭けている。私たちは……心を読むことが、偉大な力と効果を生み出す理論であることを見いだす。たとえば非常に独創的で型破りなストーリーの映画で、ヒーローが悪役に対して微笑むのを見たとき、同じような複雑な理論的な診断を速やかに、しかも努力なしに行うことができる。私たちは（たぶん意識することなしに）「ああなるほど！」と結論する、「彼女が弟を騙そうとしているのを彼が知らないでいるというふうに、彼は彼女に思いこませたいのだな！」

心を読むことで最後の代案の一つは、「随伴スタンスの採用」とでも呼ばれるものである。随伴スタンスは、他の生物体の行動とその効果との間の行動的な随伴性について、学習または生得的な認知能力を必要とする。たとえば猫が背中を丸くしているときは、飛びかかろうとしていることを予測させたり、ゴリラが鼻孔や目や口を大きく開き、胸を叩くときは、攻撃しようとしていることを予測させる。随伴スタンスは、おそらくデザイン・スタンスの亜種と考えられる。要約すると、このスタンスを採用することは、生物体を行動主義的な眼——心を読むこととは対極的な立場——で特徴づけることである。人間以外のほとんどの生物は、他個体との相互関係においてこのスタンスを用いている。また私たち人間も、しばしばこのスタンスを用いている。会話の最中に誰かがあくびをするのを見たとき、あなたはその会話がまもなく終わりに近づいてることを予測するだろう。また誰かが振りあげた拳は、あなたを萎縮させる強力な手がかりとなり、それに対して自己防衛的な手段をとらせるだろう。ダーウィンの研究は、生物は何世代にもわたって身体表出を行ったり、認知したり、それに対して反応してきたことを示唆した。しかし行動的な手がかりを用いることは、そのような手がかりが入手可能な場合に限って有効である。これに対して心を読むことは、行動的な手がかりがない状況においても行動の予測を可能にする。たとえば、彼女から数カ月も便りがないとき、あなたは、彼女を怒らせるようなことをあなたがしたと彼女が考えていると思うだろう。そこで、あなたは、どのような状況になっているかを点検するために、彼女に指輪を贈ることを決定するかもしれない。友人が行動しないことを特別の「手がかり」と見なすことは、ほとんど不可能である。しかし心を読む人は、最小限の手がかりによって相手の心を理解することができる（またそのような手がかりがなくても、たとえば神のような目に見えない存在に対しても、心の状態を帰属させることができる）。

心を読むこととコミュニケーション

これまで私は、心を読むことの素晴らしさを力説してきた。私は説明のなかで、行動を理解するための役割に焦点を当ててきた。心を読むことが有効で、しかもこのように進化してきた二番目の理由は、それがコミュニケーションの意味を理解させる手段だからである。そこで、私は心を読むことの効用に関して、コミュニケーションの役割に関する議論を追加することにする。

グライス（Grice 1967）、スパーバーとウィルソン（Sperber and Wilson 1986）、オースティン（Austin 1962）らの理論家は、誰かが何かを言うのを聞いたとき（ないしは小説の一節を読んだとき）、それぞれの単語の指示するものを解読すること（その意味や構文を計算すること）の他に、さらに重要なこととして、話し手のコミュニケーションの意図が何であるかを想像することを指摘している。(5) 私たちは自分に対して、「彼は何を意味しているのか？」と問いかける。別の言い方をすれば、私たちの理解の過程を導く重要な問いかけは、「彼は、一体何を言おうとしているのか？」ということである。このことは、話し手が用いる実際の言葉に注意を払うだけでなく、彼や彼女が言いたがっていることや、理解して欲しいと思っていることにも焦点を当てるということである。スパーバーとウィルソン（Sperber and Wilson 1986）は、これを「関連性（relevance）」と呼んでいる。これは、聞き手が、発語の意味が話し手の現在の意図と関連しているだろうと仮定することである。たとえば、警官が「それを捨てろ」と叫んだとき、泥棒は「それ」という言葉の曖昧さに対して、とっさに疑いを持つ余裕はない。むしろ、警官が意味した（泥棒に理解させようとした）「それ」という言葉が、自分の手に持っていたピストルであることをとっさに推測する。より暗黙のレベルであったとしても、泥棒は、警官が彼の意図を自分に分からせるために、そのような手段で言葉を用いたことを速やかに推測するのである。比喩的な話し言葉（たとえば、皮肉、あてこすり、隠喩、ユーモアなど）の解釈にとっては、心を読むことがさらに重要となる。

右の言語分析から明らかなように、話し言葉の理解においては、話し手の心の状態に関して仮説を立てるために、聞いた言葉や読んだ言葉の意味を超越する必要がある。この分析は、話し言葉だけでなく、非言語的なコミュニケーション対しても適用される。たとえば、私が戸口に向かって手のひらを開いて腕を突き出す動作をするとき、私が意味している（つまりあなたに理解させようとしている）のは、あなたは直ちにドアから出て行くべきであるということだと考えるだろう。

次に述べるもっと複雑な例（Sperber and Wilson 1986 による）は、話し手の意思伝達の意図を推測するために、どのように文脈を探索すべきかを明らかにしている。

旗売り：王立国家救命艇機関の旗はいかがですか？

通行人：結構。休日はいつも姉とバーミンガムで過ごしてるんでね。

この短い会話のやり取りについて、スパーバーとウィルソンは次のように分析している。

通行人の反応が何を意味しているかを理解するためには、聞き手は前提のようなもの［左記］を補給し、……文脈が意味する内容を推論する必要がある。

(a)バーミンガムは内陸である。
(b)王立救命艇機関は、チャリティである。
(c)旗を買うことは、チャリティに応募する一つの手段である。
(d)休日を内陸で過ごす人は、王立救命艇機関のサービスを必要としない。
(e)チャリティサービスを必要としない人が、チャリティに応募するとは期待されない。

［したがって］その通行人が、王立救命艇機関に応募するとは考えられない。（同、pp.121-122）。

通行人の言った言葉は、どちらかといえばつながり具合いに欠けるものである。それにもかかわらず、右記のように、彼の心の中にあったと思われる思考の段階をすべて表象することによって、私たちはなぜ彼がそう言ったのか、また何を意味しようとしたのかを明らかにすることができる。このように、心を読むことはコミュニケーションのギャップを埋め、両者の対話を結びつける。

これに関して、もう一つ例をあげることにする。この例はピンカー（Pinker 1994, p.227）による。

女性：私は、あなたと別れます。

男性：彼は誰だい？

男性が、この言葉を言うためには、女性が他の男性のために自分を捨てようとしているのだと判断しなければならない。このような考えを男性に帰属させるとき、その対話は完全につじつまが合ってくる。もしそのような帰属をさせないと、その対話は結びつきのない、ほとんどでたらめな単語の連発になってしまう。心の読み手として、私たちはその男性の文章をでたらめでないものとして知覚する。恐らく、心を読めない人は、どんなにもがいても、この会話のやり取りに適切なつながりを見いだすことはできないだろう。

心を読むことが、コミュニケーションを成功させる上で本質的な役割を演じる別の方向は、話し手が聞き手の求めている情報的なものをモニターすることである。つまり話し手は、聞き手が何をすでに知り何をまだ知らないのか判断したり、聞き手がそのメッセージを理解するにはどのような情報を提供すべきかを判断する。「どうですか？」という言葉は、ほとんどの文脈において、聞き手にあなたがいったい何を言いたいのか知らせるには不十分である（ダンスホールでは、この特殊な言い方は例外である)。むしろ話し手は、自分が言おうとしている考えを、聞き手が少しでも分かっているかどうかを計算する。そして、もしも彼女が分かっていないと思ったときは、たとえば、「この週末にデヴォンにダンスに行くのはどうですか?」というように、より多くの情報を提供しなければならない。

さらに、コミュニケーションが成功するためには、話し手は、自分が言いたかった言葉の意味通りに、聞き手が受け止めて理解してくれたのかどうか、また相手にはっきり理解させるにはもう一度言い直す必要があるかどうかをモニターしなければならない。このような方法によって理解される対話は、単に言葉を話すことの産物ではなく、むしろ心を読む技能《スキル》の使用と本質的に結びついていることが分かる。心を読むことに代わり得る手段(たとえば物理的スタンスやデザイン・スタンスを用いたり、スパーバーとウィルソン(Sperber and Wilson 1986)が言語に対する「コード」アプローチと呼んだものを用いたりすること)は、人間のコミュニケーションや行動を理解する手段としては不適切であることが判明している。コミュニケーションの場面を進化論的な「適合」価という観点から見てみると、心を読むこと、すなわち耳にした言葉から話し手の意図を把握する能力は、聞き手を話し手が欺いているのか、それとも誠実なのかという判断を可能にする。

言語と心を読むことが密接に関係しているということの最後の意味は、原則的に言語は心の内容を「印字する」という考えにもとづいている。私たちは互いにアイデアや考え、経験を共有するために話している。はじめに心を読むことがあって、次に心を読むことを促進させるために言語が進化したのか、それとも別の経過があったのかはよく分かっていない。

要するに心を読むことは、社会的な理解、行動の予測、社会的な相互作用、それにコミュニケーションを含む多くの重要な事柄にとって有益なものだ。これらの領域では、心を読むことに代わり得る優れた手段は存在しない。このことは、なぜ、自然選択が行動の予測や情報の共有のための適応的な解決手段として、心を読むことをもたらしたのかをより明確にしている。自然には、心を読むことの他に、どんな現実的な選択肢があったのだろうかと私は言いたい。

第4章

心を読むことの発達——四つの段階

人間の心理学的構造に関する仮説が育っていくためには、提案されるデザインが解決可能性の基準と発展可能性の基準に合致しなければならない。つまりその仮説は、現代人が日々解決している問題を解決することができなければならないし、人間が先祖時代の環境下で生存し生殖するのに必要だったすべての問題を解決できなければならない（Tooby and Cosmides 1992, p.110）。

第3章では、自然選択が心を読むシステムを生み出したことを示唆した。人類学のデータが示唆するところでは、心の状態について語ることはすべての文化で起こっており、それは普遍的なものだった（Brown 1991；Avis and Harris 1990）。この章では、人間が心を読む普遍的な能力の基礎をなしている四つの仕組みを提案する。私は、これらの四つの仕組みがトゥービーとコスマイズの解決可能性と発展可能性の基準に合うことを期待している。私の提案した仕組みが満足のいくものかどうかは、読者に任せることにする。私たち現代人は、どのようにして心を読むというパズルを解くことができ

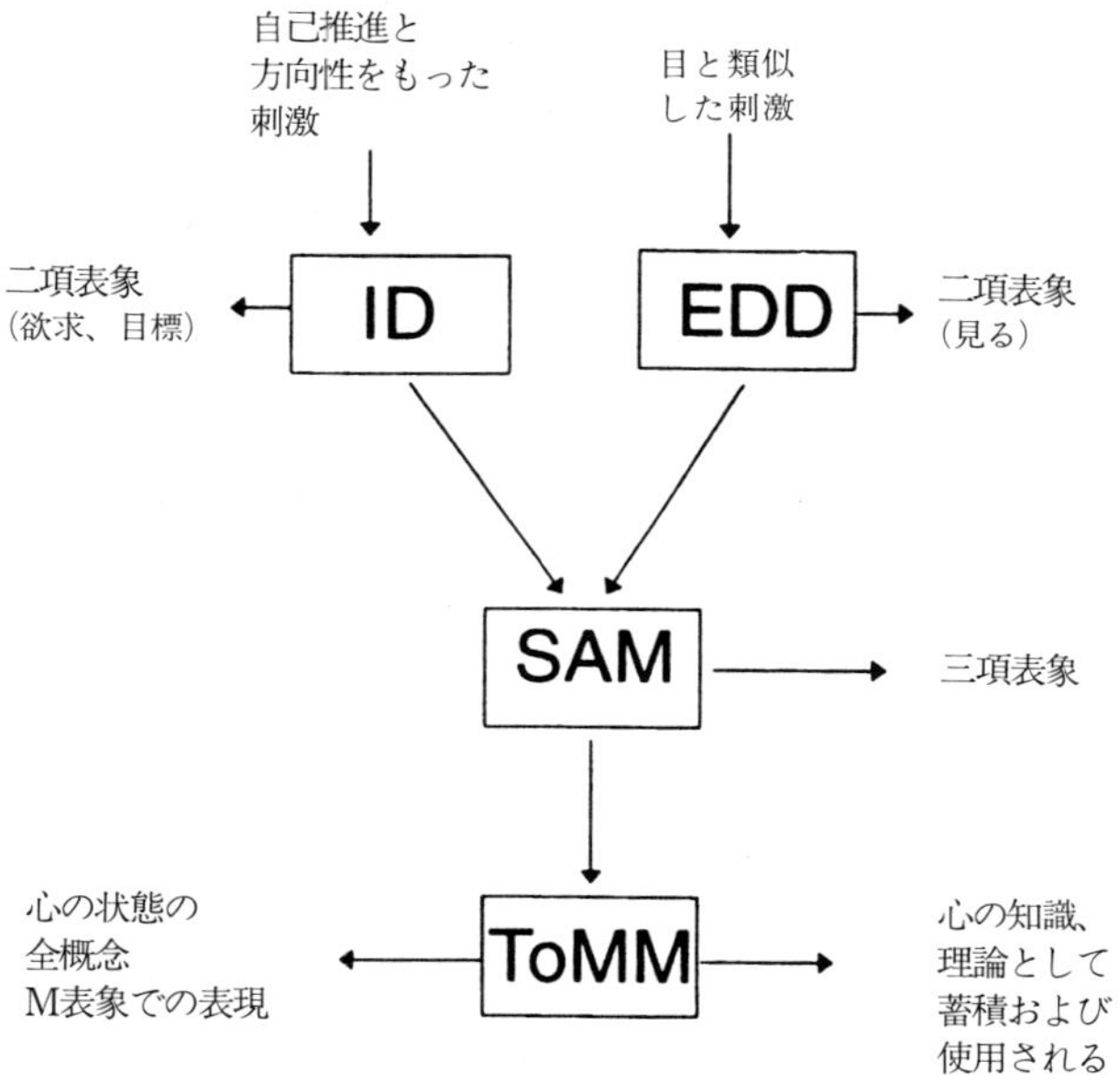

図4・1　心を読むシステム

るようになったのだろうか。また先祖の原人は、どのようにして心を読む問題を解くことができたのだろうか。

私が述べる四つの仕組みは、**図4・1**に見る通り、人間が心を読むシステムの分離した四成分と考えることができる（Baron-Cohen 1994a, b, 1995c）。レスリー（Leslie 1994）が示唆しているように、「世界の特性と、それらの特性の探知を専門に行う下位の処理システムの間にはリンクが形成できるだろう」。これらの仕組みは世界の四つの特性、すなわち意志、知覚、共有された注意、認識状態を反映している。もちろん、これらの四つの仕組みだけが心を読むための仕組みではない（他の仕組みの存在の可能性については第8章で述べる）。しかしここでは、少なくともこれら四つのメカニズムが心を読むことに含まれていることを明らかにする。

意図の検出器（ID）

私が述べる最初の仕組みは、心の状態を読むために現代人の乳幼児に生得的に備わっている行動の一部である。私はそれを意図の検出器（Intentionality Detector）と呼んでいる。（ジグムント・フロイトがこの名称について著作権をもっているとしたなら、彼に謝らなければならない。ここではフロイトを持ち出すことによって、読み方も見当がつけて貰えるだろう。［フロイトの〈イド〉と略語が同じになるので、イドと読んでくれということか――訳者］）。私の理論によると、ＩＤとは、目的や欲求という原始的・意図的な心の状態に関する運動刺激を解釈するための知覚装置である。これらの運動刺激を原始的な心の状態と見るのは、すべての動物の普遍的な動きである接近行動と回避行動の意味を理解するのに必要な基本的な事柄だからである。

アメーバでもネズミでも、また英国首相であっても、その動きを解釈するために照会しなければならないのは、これら二つの基本的な心の状態である。それらによると、動きは次のような言葉で解釈される。

彼女の〈目的〉は、あそこに行くことである。

または、

それは、チーズを手に入れることを〈欲して〉いる。

または、

それは、これから逃げることを〈欲して〉いる。

または、

彼は、力を〈欲して〉いる。

機能

ＩＤはどのように機能しているのだろうか。基本的に、この装置は行為者が動因と見なすあらゆる知覚インプットが存在するときに、いつでも活性化されるものと考えられる。ＩＤが受け入れる知覚インプットの種類は、行為者に似たすべてを含んでいる。これは、自分から動くすべての事象である。したがって人間や蝶、ビリアードのボール、猫、雲、手、一角獣もそうである。もちろんその対象が行為体でないと分かったとき、すなわち自分で動くものでないと分かった場合は、最初の読みを修正することができる。しかし主張点は、私たちがすでにそのようなデータを、対象の目的あるいは欲求という見方から解釈しているということだ。

人間の乳幼児が、何かの理由で心を読むゲームに従事しなければならないときに必要とする最初の基本的な仕組みがＩＤであろうと、私は言いたい。第一にその仕組みは、あらゆるモダリティーを経由して入ってくるインプット（視覚、触覚、聴覚がここで主要なもの）と、形態が種々雑多に異なる刺激からのインプットを受け付けるものでなければならない。視覚インプットにはアメーバーのように形態不定のものや、キリンや象のように不思議な形態や、ナナフシのように最低限にしか動かないものも入ってくる。それらは自分から動くので、形態は著しく違っていても、目的と欲求をもった行為者であると即座に判断される。

形態に制約されない仕組みをもつという点については、これまでとしておこう。では、モードに関わらないという特性については、どうだろうか。視覚インプットが欠けて、触覚的な情報しかない状況を想像してみると、なぜIDが無様式（あるいはおそらく超様式）でなければならないのか理解できるだろう。あなたは、暗闇で何かが触れたり、何かが背後から優しく押したり、何かが手を握ったり、手に物を置いたりするのを感じ取ることができる。（目が見えない場合は、常にこのようなやり方でIDが引き起こされている。）このような触覚的な経験は、あなたに何かをしようとするという目的をもった行為者という観点で、即座に判断を与えてくれる。

では、適切な視覚情報も触覚情報もなく、聴覚情報しかない状況に置かれた場合を考えてみよう。ある暗い夜、居間でくつろいで座っているのを想像してみよう。突然、金属を切るような鋭い持続音を聞いたとする。あなたは「いったい何だろう？」と思って、あわてて起き上がる。何も見えないし、何の手触りもない。それにもかかわらずあなたはただちに、動物の声とか、人が災難に遭って叫んでいるとか、行為者があるものと解釈するだろう。

このように、IDは極めて基本的なものである。IDは感覚（視覚、触覚、聴覚）によって作動している。そして、普遍的に応用できるという価値をもっている。つまりIDは、自分から動作するあらゆるものを解釈し、何かの意味で音を出す事物を、目的と欲求をもった行為者の問いかけとして解釈する。目的の検出装置が私たちの種にしっかりと配線装備されており、目的はある種の運動知覚によって知覚されるということは、プレマック（Premack 1990）の重要な考えにもとづいている。(1) しかし私が述べてきたIDの主旨からすれば、IDへの引き金となる運動知覚というのは、実際には相当に範囲の広いものである。

マンドラー（Mandler 1992）も、行為者の運動と生命のないものの動きの区別点を特定しようと試みている。後者は、通常は他のものから受ける力の結果として理解される。これに対してマンドラーが強調する行為者というのは、自己推進力をもつものである。IDに対するインプットの条件を明確にしようとするときには、すべての行為者が示す運動の精密なパターンを特定する必要はない。なぜならIDのパラメーターのセットは、かなりゆるいものだからである。(2) この流儀だと、行為者かもしれないというだけのものに対しても、行為者としての性質（したがって目的や欲求）を、むしろ過剰に帰属させることになるだろう。そこから、いくつかの誤った確信（たとえば動いている雲を行為者と解釈するなど）が導かれるかもしれない。しかしその後で、経験的に別のタイプの知識を用いることによって、「行為者が存在する」というシグナルを無視することができる。進化論の視点からすれば、行為者かもしれないものを無視するよりも、まずそれを気にとめて、その目的と欲求を点検する方が良い。生存を賭けたゲームでは、一つの策略をも見逃さないのが最善である。

したがって、これは乳幼児が心を読むようになるために必要としていると、私が仮定する第一の仕組みである。これはある点で、レスリー（Leslie 1994）がＴｏＢｙと名づけた仕組みと似ている。ＴｏＢｙというのは、乳幼児の身体の理論（Theory of Bodies）である。しかしレスリーが述べているように、ＴｏＢｙの機能は、物理的な因果関係についての理解も含んでいる。彼の言葉によると、ＴｏＢｙは「機械論的なモジュールであり、その目的は一般に、彼らが参入する世界の物理的な実体や出来事を、機械的な構造という観点から記述しようとする」。この点でＴｏＢｙは、ＩＤのように社会的な世界や生命をもつ世界だけの意味を解釈するために特別に進化した仕組みとは違っている。(3) 他方ＩＤは、レスリーがＴｏＭＭ１（心の理論の仕組み、その①、Theory of Mind Mechanism, System 1）と呼んでいるものと類似している。これは目的志向性をもつ行為者の行動を解釈するものである。レスリーの考え方では、ＴｏＭＭ１はもっぱら行為者中心のものである。しかしながら次の章で明らかにするように、ＩＤは非＝行為者の動きの中にも目的志向性を読み取ることができる。このことが、私がＩＤをそれと区別する理由である。

証拠

ＩＤの存在の証拠は、どのようなものだろうか。ここでは、四つの証拠に限って論ずることにする。

一つ目の証拠は、レディー（Reddy 1991）が指摘しているように、ごく幼い子どもでも大人が目的を変えたことに対して敏感だということである。(4)

二つ目の証拠は、今では古典になった初期の研究において、ハイダーとジンメル（Heider and Simmel 1944）が発見した次のような事実である。幾何図形が動き回る無声映画を見せられた後で、さっき何を見たかと質問されると、被験者は幾何図形を擬人化する（ないしはそれに行為を帰属させる）傾向がある。被験者はそれについて説明するとき、その図形に彼らが帰属させた意図的な心の状態に関する語彙を豊富に用いた。**図4・2**には、こうしたフィルムの一駒を示す。この情景について述べるとき、ハイダーとジンメルの被験者のうちで、その図形に対して行為や意図を帰属させなかったのは一人だけであった。この例外の被験者は、そのフィルム（全体）について、ほとんどまったく幾何学的な用語のみを用いて次のように述べた。

大きな塗りつぶした三角形が長方形の中に入って行くのが示されています。それは、この長方形に入ってから出てきます。そのつど、長方形の角と片側の半分が開きます。次に、もう一つの小さな三角形と円が、画面に現れてきます。円は、大きな三角形が長方形の中に入っている間、そこに入って行きます。それらの二つの図形は円運動をした後、円が開いた口から出てきます。そして、長方形の周りを動いていた小さな三角形と合体します。次に、小さな三角形と円が一緒に動きます。そして、大きな三角形が長方形から出て来て、小さな三角形と円に接近したとき、それらは素早く長方形の周りを回って消失します。大きな三角形だけが長方形の口のところで動き回り、しまいにはそこから中に入って行きます。彼（原文のまま）はその中で急速に動き、出口を見つけることができないまま、側面を突き破って消えてしまいました（同前、p.246）。

この一節は、物語としては非常に退屈なものである。この物語を退屈にしているのは、もちろん生命性の帰属を欠いていること（最後の文で、「彼」という言葉を用いていることを除いて）と、意図性の帰属が欠けていることである。この特殊な被験者は、まるで心が読めないかのようであった。（ハイダーとジンメルは、この被験者がなぜ他の被験者と異なっているかについてコメントしていない。）一方これとは対照的に、ハイダーとジンメルの別の被験者の一人は、同じ刺激に対して次のように述べて

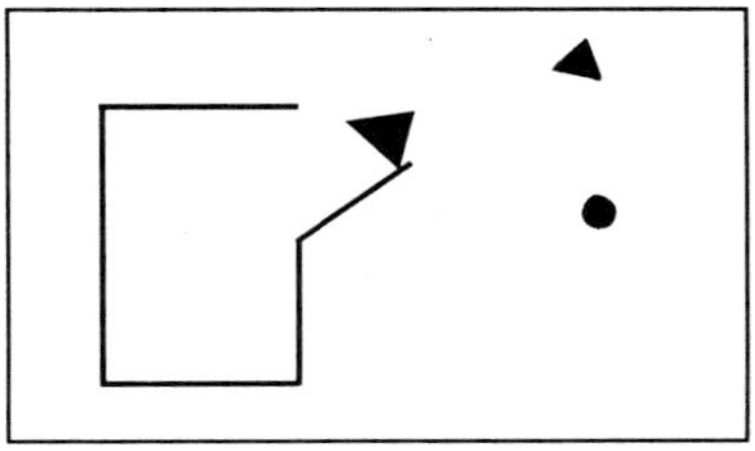

図4・2　ハイダーとジンメルのフィルムの１こま。容器の中から「逃げようとしている」幾何学図形を表わしている。（Heider and Simmel 1994より）

いる。明らかにこの被験者は、図形の動きを意図的な行為という観点で知覚していた。（心の状態の言葉を〈 〉で囲んで強調してある）。

ある男性が女性と会うように〈計画して〉いました。女性は他の男性と一緒にやってきました。最初の男性は、一緒にやってきた二番目の男性に行けと〈言い〉ました。二番目の男性も最初の男性に行けと〈言い〉、頭を振り乱しました。そして二人の男性は喧嘩を始めました。女性は、邪魔にならないように部屋に入りかけました。そして〈ためらった〉後で、ついに部屋に入りました。彼女は、明らかに最初の男性と一緒にいることを〈欲して〉おりませんでした。最初の男性は女性の後について部屋に入りました。二番目の男性は残された後、うちひしがれて部屋の外の壁にもたれていました。女性は〈心配になり〉、部屋の離れた隅へと逃げて行きました。最初の男性は、しばらく静かにしていた後、何回か女性に接近しました。しかし、女性はドアのところの隅に離れて行きました。そのとき、まさに二番目の男性がドアを開け〈ようと試みていた〉のです。彼はドアをドシンドシンと叩きましたが、ドアを開けるには彼の〈努力〉は不十分でした。しかし女性は、二番目の男性がちょうどドアを開けたとき、一気に突進して部屋から出ました。二人は、最初の男性に追いかけられて、部屋の外を一緒に逃げ回りました。しかし、ついに二人は彼から〈逃げて〉去って行きました。最初の男性は戻ってきて、ドアを開けようと〈試み〉ました。しかし、彼は〈怒り〉と〈欲求不満〉で〈分別をなくして〉いたので、ドアを開けることができませんでした。

彼はドアを開けようとして体当りをし、狂ったように部屋の回りを突進しながら、部屋の壁を次々に破りました。（同前、p. 247）

今度の物語は、最初のものよりもはるかに面白い。これはひとえに、行為と意図を帰属させたことによるものである。この例では行為と意図が豊富に述べられている。私は、行為を示す言葉をことさら強調しなかった。なぜならこの物語には、行為に関する言葉が余りにも頻繁に登場するからである。明らかにこの被験者は、この研究におけるほとんどすべての被験者と同じように、心を読むことのできる人である。子どもを被験者とした研究でも、同じような結果が得られているという事実から（Dasser, Ulbaek, and Premack 1989）、私たちはさまざまな動きをもつ図形を、心の状態によって駆動される行為者として自発的に解釈していることを示唆している。最近のいくつかの実験（Gergely et al. 印刷中）は、幼児も幾何図形をこのように知覚することを示唆している。

ＩＤの存在の証拠となる三つの目の手がかりは、ペレットと彼の共同研究者によってもたらされている（David Perrett and Mistlin 1990；Hietanen and Perrett 1991）。猿の脳の側頭葉には、正面に向かってくる他の動物の光景に対してだけでなく、横顔にも選択的に反応する細胞があることを、彼らは見いだしている。[5] 私たちはこれらの細胞を、動物の目的（前進すること）を検出するＩＤ部位であると考えることができる。また他の細胞は、自分自身の触覚刺激に対してよりも、他の行為者の触覚刺激に対して選択的に反応することが見いだされている。このことは、観察者に何かをしようとする目的をもった他の行為者に対して選択的に反応する特殊な神経構造が存在することを示唆している。

四つ目の証拠として、限局性の脳損傷をもつ患者は、事柄を生命のあるものとないものに分類する能力を失っていることが発見されている。このことは、IDが限局性のものであり、認知システムの他の部位と分離したものであることを示唆している（Warrington and Shallice 1984）。

視線の検出器（EDD）

現代人の乳幼児が進化による賦与の一部として有している第二の仕組みは、視線の検出器（Eye-Direction Detector：EDD）と呼ぶものである。意図の検出器は、視覚と触覚と聴覚によって働いているが、EDDは視覚によってのみ働く。後に明らかになるように、EDDは人間の視覚系の一つの特殊な部分である。(6)

私は、人間の場合にEDDは次の三つの基本的な機能をもっていると考えている。目の存在や目に似た刺激の存在を検出すること。(7)目がそれに対して向けられているか、それとも何か他のものに向けられているかを計算すること。そして他の個体の目が何かに向けられているとすれば、次にその個体はそのものを見ているかどうかを推論すること。この最後の機能は重要である。なぜなら、それは乳幼児が他の個体に対して知覚状態（たとえば「ママが私を見ている」）を帰属させることを可能にするからである。EDDはこの点で、データをIDとは異なる原始的な心の状態という観点から解釈している。つまりIDは、欲求や目的という意図的な心の状態の観点から刺激を解釈しているのだが、これに対してEDDは、行為者が何を見ているかという観点から刺激を解釈する。EDDは、幾分ではあるが、後で述べる第三の仕組みと関連した働きもしている。しかしさしあたってここでは、これまであげてきた機能に焦点をあてることにする。

EDDの第一の基本機能——目を検出する

ティンバーゲン（Tinbergen 1951）が生得的解発機構（Innate Releasing Mechanism）[8]の働きについて述べているように、他の個体の目はEDDの引き金を引くと考えることができる。つまりEDDは、目に似た刺激を検出するときは、いつでもこれらの刺激に対して比較的長い神経活動の群発を集中させて、目が何をするのかをモニターしはじめる。そしてその後で、EDDはさまざまな目の行動を表象する。

ダフネ・モーラーと彼女の共同研究者の知見から、乳幼児にもEDDが存在すると考えることができる（たとえばMaurer and Barrea 1981）。これらの研究によると、生後二カ月の乳児は、顔の全体を見るのとほぼ同じくらいに目を見ている。しかし、顔のその他の部位を見る時間は有意に短い（**図4・3**）。この類の結果は、ヘースその他（Haith, Bergman, and Moore 1977）やヘインライン（Hainline 1978）によっても見いだされている。これは、顔の他の部位を見ることよりも目を見ることが本質的に好まれることを示している。

母親に抱かれて母乳を飲んでいるときは、母親の目を見るための格好の姿勢である。母親たちは、まったく無意識に非常に長い時間子どもを見つめている（三十秒以上）。このことは、彼女たちの目が、スターンが「超正常」刺激と呼んだもの（Stern 1977）と共通する特徴をもっていることを示唆している。顔の中で目を際だたせているのは、母親の目のコントラストかもしれない（Stern 1977）。

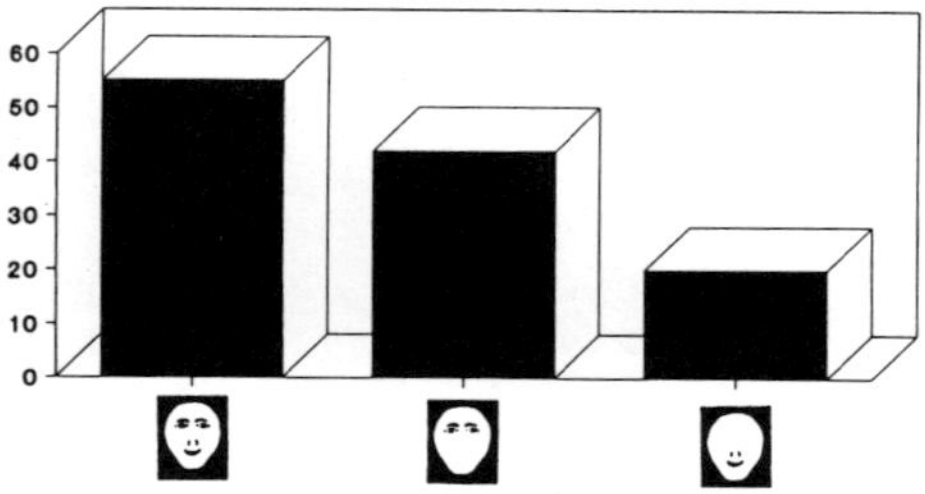

図4・3　顔に似た絵に対する２カ月の乳児の平均注視時間（秒）（Maurer 1985より）

乳児にとって、目は飛び出しているように見えるに違いない。このことは、恐らく大人の場合にも当てはまるだろう。

ＥＤＤの第二の基本的な機能――視線を検出する

ＥＤＤの二つ目の働きは、視線が目に向けられているか、それとも何か他のものに向けられているかを計算することである。これを行うためには、ＥＤＤは目を検出し、視線が向けられている事柄との関係を表象しなければならない。他の個体の目が乳児自身の目に向けられているとき、ＥＤＤはそれを記録する。これは進化論的な観点から見ると、他の個体があなたを視覚でとらえていることに気づかせるという点で、適応上非常に重要な意味をもっている。

ＥＤＤが、検出した視線を表象できるという証拠はあるのだろうか。次に、それに関する二つの証拠をあげることにする。

一つ目の証拠は、六カ月の乳児が、彼らから視線を逸らしている顔よりも、彼らを見ている顔の絵を二倍から三倍も長く見るというものである（Papousek and Papousek 1979）[9]。これに関連した私たちの最近の研究は（Baron-Cohen and Cross 1992）、視線の計算が三歳の正常児では、容易にできることを示している。子どもたちは、二枚の顔写真のうちのどちらが自分を見ているか質問された。それぞれのペアは、まっすぐ正面を見ているのとよそ見をしてる写真からなっている（**図４・４**）。いくつくかのペアでは、顔はいずれも正面（被験者に向かって）を向いており、視線だけが手がかりとして用いられた。また他のペアでは、鼻の向きと視線が用いられた。その結果、三歳の正常児はこれらの手がかりによって視線の違いを見分けることが、明らかとなった。バターワース（Butterworth 1991）やヴィセラとジョンソン（Vicera and Johnson 1994）の研究は、この技能が幼児期に出現することを示唆している。

二つ目の証拠は、自分のものとコンタクトしている一対の目を検出するときは、いつでも快適な結果をともなった生理的な覚醒を引き起こすように思われることである。相互のアイコンタクトによって、生理的な覚醒がもたらされることには、明らかな証拠がある。たとえば皮膚電気反応が相互のアイコンタクトによって上昇したり（Nichols and Champness 1971）、目の刺激に対する反応として猿の脳幹部が賦活されることが報告（Wada 1961）されている。これらの覚醒の測度は、もちろん正の感情の場合もあれば、負の感情の場合もある。しかし人間の幼児の場合は、アイコンタクトが確実に微笑反応を引き起こすことから、正の感情を表していると考えられる（Wolff 1963; Stern 1977; Schaffer 1977）。

スターン（Stern 1985）は、視覚系に対する乳幼児の制御能力がかなり早熟であることを指摘している。乳幼児はアイコンタクトを自分から始めたり、中止したりすることができる。また乳幼児は、アイコンタクトがあまり多すぎるときは不快になり、少なすぎるときは賦活されないのかもしれない。一度に対処できるアイコンタクトの量と生理的な覚醒の量を調節している。快適なレベルの覚醒をも

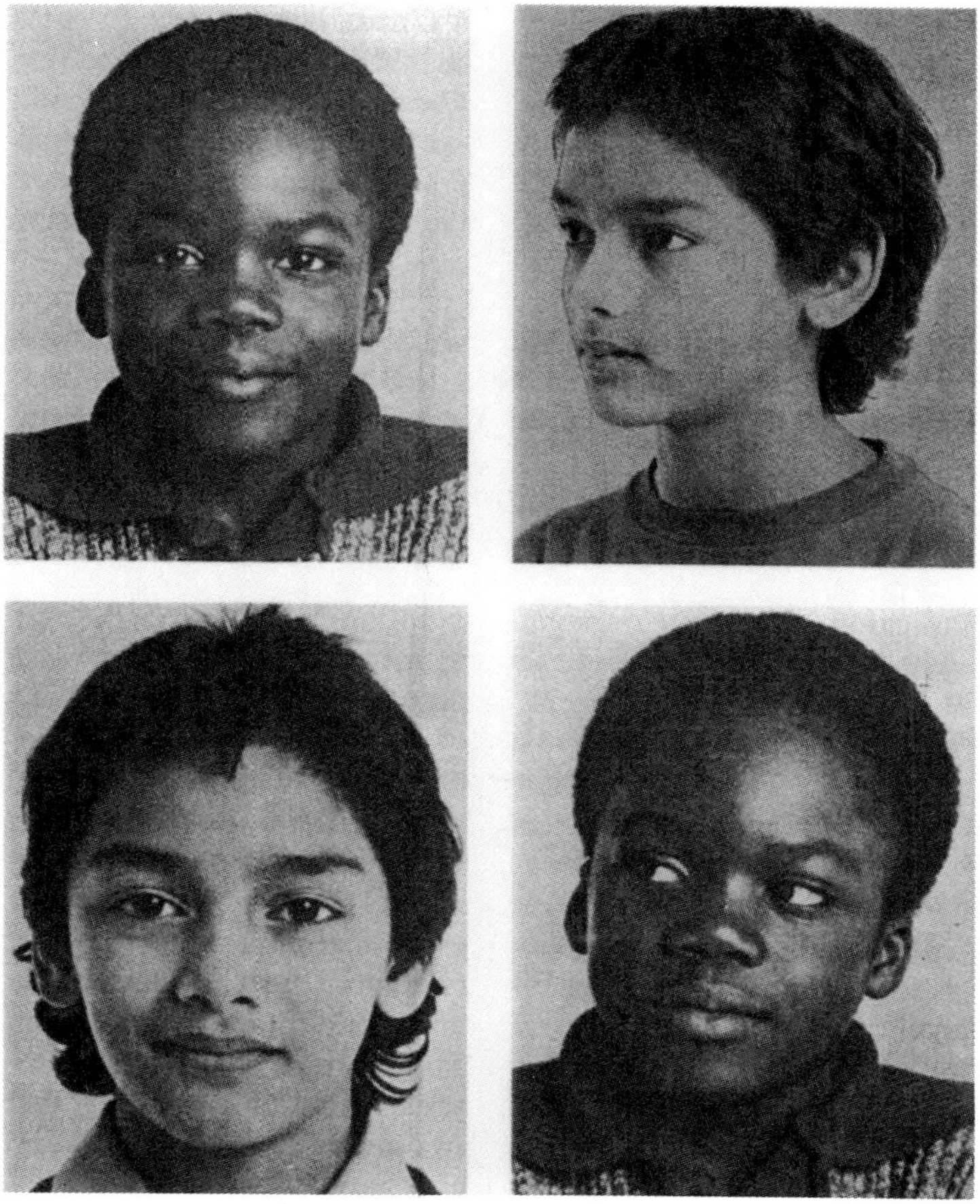

図4・4　3歳児に提示された刺激のサンプル。「どの人があなたを見ていますか？」と質問。（Baron-Cohen and Cross 1992より）

たらすものの内容は、乳幼児ごとに違っているらしいので、乳幼児はアイコンタクトを制御するためのその子独自の調節の仕組みをもっているはずだと考えることは、理にかなっている。乳幼児が刺激を最適レベルに保とうとする動因をもっていることに関しては、多くの証拠がある（Maurer 1993）。さらにまた、すべての両親が知っているように、幼児や赤ん坊は、目を手で覆った後で目を見せるイナイイナイバー遊びを好む。この無邪気な遊びは、乳幼児のEDDを鍛えるという意味でも非常に重要なものである（Bruner 1983）。

EDDの第三の基本的な機能——注視を「見ること」と解釈する

EDDは、相互のアイコンタクトを「行為者が私を見る」（そして、「私が行為者を見る」）と解読する。これは、目はものを見ることができることを、乳幼児がすでに知っていることを意味している。私は、この知識は、乳幼児が自分の目の開閉から生ずる単純な随伴的な結果によって獲得したものと考えている（つまり、目を閉じることが見えないという経験をもたらし、目を開けることが見えるという経験をもたらす）。さらに乳幼児は、自分の目が動くことを経験することによって、自分と世界との関係の変化を知る。（たとえば今自分はAを見ている、今自分はBを見ている、今自分はCを見ているなど。）このように乳幼児はおそらく非常に初期から、見えることと見えないということ、Aを見ることとBを見ることなどの違いを区別しているだろう。この知識は、はじめは乳幼児自身の体験にもとづいているが、次第に自分自身との相似によって、行為者へと一般化できるだろう（これまでに述べたＥＤＤの三つの基本的な機能が、発達的な順番に並んでいるという可能性を確かめるためには、適切な実験を行う必要がある）。

これまでのモデルを要約すると次のようになる。私たちはＩＤという一つの仕組みをもっている。これは、自己起因的に思われる動きや自己起因的に思われる音をともなうものをすべて、行為者の目的や欲求と関係づけて読みとるものである。二番目の仕組みはＥＤＤである。これは特に視覚系に関連した心の読み取りである。自分の外部に目があるかないか、あるとすればそれが「自分を見て」いるのか、それとも「自分でないものを見て」いるのかを計算する。乳幼児は、これら二つの仕組みを非常に早くから用いることができる。このことは、乳幼児が、心の状態の小さなセット（目標、欲求、見ること）と関連させて行動を読むことができることを意味している。

二項表象

ＩＤとＥＤＤは、ある有効な働きをしている。しかしそれらが形成する表象は、ある程度限られたものである。ＩＤは次のような状況を表象することができる。

［行為者は－食物を－欲している］

あるいは

［行為者は－ドアを開ける－目的をもっている］

またEDDは次のような状況を表象することができる。

［行為者は－私を－見る］

あるいは

［行為者は－ドアを－見ている］

これらの表象は、二項関係（dyadic）と呼ばれる。なぜならそれらは二つの対象（行為者と対象、ないし行為者と自分）の間の意図的な（すなわち心の）関係を述べているからである。二項関係でもかなりのことを表象する。しかしこれらの仕組みは、あなたと他の誰か（行為者と呼んできた）が、同一の対象や出来事に対して一緒に注意を向けていることを表象することはできない。しかし共有された事実について意見を交わしたり、あなたと他者が同一の事柄に注意を向けたり、同一の事柄について考えていると感じるために必要なのは、まさにそうしたことである。

この決定的な次のステップがないと、あなたの世界はある意味で「自閉的」なものとなる。つまり、あなたは感覚を感じたり、他者が何かをしたり、何かを欲したり、何かを見たりするのを想像することはできる。しかし、あなたと他者が見たり考えたりしていることが同じ事柄であるということには気づかない。世界を共有していると気づくためには、何が必要なのだろうか。あなたが他者と心を接触させたり、他者があなたの心に接触したと感じさせるものは何だろうか。

注意共有の仕組み（SAM）

機能

ここで三番目の仕組み、すなわち私が注意共有の仕組み（Shared-Attention Mechanism：SAM）と呼ぶものが登場することになる。SAMの重要な機能は、三項表象と呼ばれるさらに興味深い事柄を形成することである。二項表象が二者間の表象であるのと同様に、三項表象は三者関係における表象である。(10) 三項表象は本質的に、行為者と自己と対象（第三のもの）の関係を表している（対象は他の行為者の場合もある）。三項表象に含まれているのは、行為者と自己がともに同一の対象に注意を向けていることを特定する隠された要素である。三項表象をシンボル的な用語を用いて表すと、次のような形になる。

［行為者／自己－関係－（自己／行為者－関係－命題）］

たとえば

［ママは－見る－（私は－見る－バス）］

あるいは、

［ジョンは－見る－（私は－見る－女の子）］

この公式は、三項表象が隠された二項表象を含んでいることを明らかにするという点で有効である。しかしながら、三項表象の複雑さを本当にとらえることはできない。それには**図4・5**の図解が適している。これは「あなたと私は、私たちが同じ対象を見ていることを見る」という三項表象を表したものである。

SAMは、他者（または動物）の知覚状態に関するあらゆる有用な情報を用いて三項表象を形成する。**図4・5**の特殊な例では、さきにシンボル用語で表現した例と同様に、SAMは他者が見ているものについての情報を受容した後に、三項表象を形成していた。この情報は、他者の視線をモニターすることによって得られなければならないから、SAMはEDDから情報を受けている。

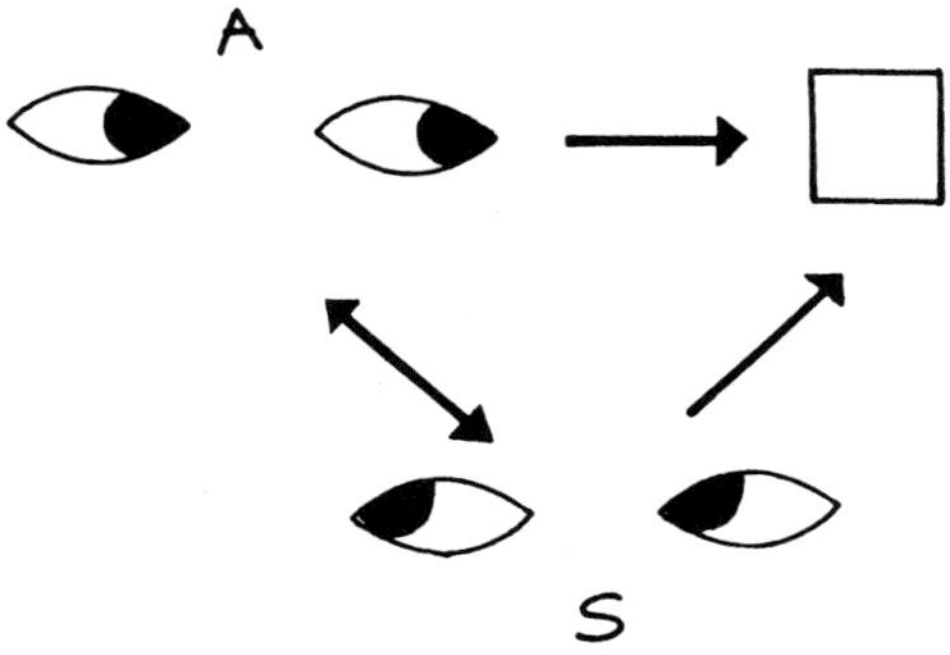

図4・5　三項表象の図解（Baron-Cohen 1994b より）

強調すべき重要な点は、SAMは他の行為者の知覚状態に関する情報を受容したときに限り、注意の共有という三項表象の形成が可能なことである。次にSAMは、他の行為者の知覚状態を自分の現在の知覚状態と比較することによって、共有された注意を計算する。これは比較測定機のようなもので、他者の知覚状態についての二項表象と、自分の現在の知覚状態についての二項表象を三項表象へと融合させる。(11) SAMはこのことによって、あなたと私がともに同じものを見ている、同じものを嗅いでいる、同じものに触っている、同じものを味わっている、同じものを聞いているなどと計算することができるようになる。私の考えでは、SAMが三項表象を形成するには、EDDを通じて行う方が容易である。なぜならこの全部の作業では、対象に対する他人(または動物)の視線をモニターし、あなたと他者が同じものを見ていることを何度も確認するからである。触覚、聴覚、嗅覚、味覚によっても、これと同等のことが可能ではある。しかしそれは直接的なやり方ではない。SAMはあらゆるモダリテイからの情報を用いることができるのだとしても、私は、EDDとSAMの間に極めて密接な関係があると考えている。

EDDとSAMの関係

以上のようなわけで、SAMは三項表象を形成するために二項表象を必要としており、EDDを用いると三項表象がもっとも形成しやすいので、EDDに著しく依存する傾向があるというのが、考え方である。[12] この主張の通りやすさを見るために、次の例を考えてみる。この例では、二人が視覚（つまりＥＤＤ）を用いないで、同じ音を聞いていることを確認しようとしている。

デヴィッド：今聞こえた音を君は聞いたかい？
ジェーン：何をあなたは今聞いたの？
デヴィッド：カッコーのような音だよ。
ジェーン：私には、あなたと同じ音を聞いたかどうか自信がないわ。
デヴィッド：それじゃ、君が聞いた音はどこから聞こえた？
ジェーン：向こうからよ。

この会話の最後の部分がＥＤＤを含んでいることに注意しよう。ジェーンはデヴィットが目をやった空間の特定の場所を指摘しているからである。これを避けようとして、会話の最後の部分を「茂みのかげ」に置き換えることもできるだろうが、そうすると、おそらく次のような続きになることだろう。

デヴィッド：どの茂み？
ジェーン：向こうのあの茂み。

このように、会話はEDDを含んで終りとなりがちである。私がここで指摘したいのは、SAMはあらゆるモダリティを通して三項表象を形成することができるが、視覚的なモダリティによって行うこと（特にEDDからのインプットを用いること）が、格段に容易な方法だという点である。

あなたと誰かが、EDDを用いずにSAMだけを用いて同じ物に触っていることを確認しようとするときの限界を考えてみよう。この場合あなたは対象に触り、次に他者の手が同じ対象に触り、同時にあなたの手に触っていること――それがまさに行われようとしていること――を感じ取らなければならない。おそらく目の見えない子をもつ親は、どの対象について彼らがコミュニケートしているのか確かめようとするとき、わが子に対していつもこの種の注意共有の経験を与えることになる。（このことは、彼らの場合にはSAMはEDDよりもIDによって賦活されなければならないことを意味している。これは**図4・1**から明らかである。）

SAM使用のこうした限界は、次の例からただちに明らかとなる。あなたと他者がともに注意を向けていると確信をもって確認できる対象は、両者の手がともに届くところにあるものだけである。数例を挙げても、月の世界や海を越えたところに住んでいる従兄弟のスティーヴ、木の頂き近くになっているリンゴなど、手の届かないものについてコミュニケートするとき、二人が本当に同じものに注意しているかどうか確認することは、きわめて困難である。（EDDを用いずに、誰かと同じ匂いを嗅いだり、同じ味を味わったりしていると確認しようとするときの固有の問題については、読者に考えてもらうことにする。）

このように、SAMの重要な機能は著しくEDDに依存している。この特殊な関係についての証拠は、どのようなものだろうか。

まず第一に、注視をモニターすること（Scaife and Bruner 1975；Butterworth 1991）は九カ月頃の乳児に出現し、世界中のどの子においても十四カ月頃までには完成する。つまり、幼児は他者が見ていた視線と同じ方を向き、次に他者と自分がともに同じものを見ていることを確認するために（そのように思われる）、何回か前後をチェックするように注視を交替させる。このようにすることによって、同じ対象に対する視覚的な注意の共有が確立するのである。

第二には、同じ時期に、幼児は原叙述的な（protodeclarative）指さしのジェスチャーを用いはじめる（Bates et al. 1979）。幼児は人差し指を対象に対して伸ばし、次に他者が幼児が見ているのと同じものを見ようとして向きを変えるのを確認するために（そのように思われる）、何回か前後をチェックするように視線を交替させる。これは単純ではあるが、共有された注意の対象に対して他者の視覚的な注意を向けさせる有効な手段である。歩きはじめの頃の幼児はまた、他者の視線の中に対象をもってくる（Lempers et al. 1977）(13)。

SAMとIDとEDDの関係

SAMの第二の機能は、他の二つの心を読む仕組みに「話しかける」ことである。私たちはすでに、

SAMがEDDに話しかけることに依存している次第を見てきた。それではIDとの関係はどうなっているのだろか。ここで私は、SAMがIDのアウトプット（たとえば「行為者は―宝石を拾う―目的をもっている」）をEDDに対しても利用できることを提案する。このことは、EDDが視線を行為者の目的や欲求という観点から読み取ることを可能にするものであり、生態学的に見て理にかなっている。なぜなら行為者は、彼らが欲しているものや、作用を及ぼそうとするものを見ようとするからである。

実際にこのことは、SAMがEDDによって三項表象を形成するとき、その関係項は視覚的なもの（たとえば「見つめる」、「見る」、「注目する」、「注意を向ける」）でもありうるし、IDの項の一つ（たとえば「欲する」や「目的をもっている」）によって補充されることもありうることを意味している。さらに、EDDが読む目的項を特別に用いることによって、EDDがIDと結びつくという興味深い結果をもたらす。これは「Xを選ぶための目的」すなわち「Xを指し示すための目的」である。

それでは、子どもがこれらの心の状態を視線から推論するという証拠には、どのようなものがあるのだろうか。目的の検出という観点から目を読むということの証拠を見いだすために、私と共同研究者たちは九ヵ月から十八ヵ月の乳幼児に対して調査を行った（Phillips, Baron-Cohen, and Rutter 1992）。子どもには、曖昧な行為または明瞭な行為を提示した。一つの曖昧な行為では、子どもが手遊びをしているときに、大人が自分の手を子どもの手の上でコップの形にした。二つ目の曖昧な行為では、大人が幼児に物を差し出し、幼児がそれに手を伸ばしはじめたときに引っ込めた。明瞭な行為は、幼児に単純に物を見せたり与えたりすることであった。ほとんどの試行において、大部分の幼児は曖昧な行為に対して、即座に大人の目を見るという反応をしたが（からかいや妨害の後の最初の五秒以内に）、少数の幼児は明瞭な行為の後でそのように反応した。このことは、行為の目的が不確かなとき、幼児は（実際は大人も）目的をはっきりさせるために、その人の目の中に情報を探すことを示唆している。

その後の研究では（Baron-Cohen, Campbell, Karmiloff-Smith, et al. 印刷中）、幼児が顔の表情からその人の目的を検出する際に、視線を用いることが証明されている。三歳から四歳の子に、四種類のチョコレートと、そのうちの一つを見ているチャーリーの顔の絵を見せた。そしてその後で、「チャーリーはどのチョコレートを取るでしょうか?」と質問された。その結果幼児は、チャーリーが次に行う行為の目的として見ているチョコレートを選ぶ傾向があることが確認された（図4・6）。

行為者の欲求と意図された指示物との関係という観点から、幼児が視線を読むことができるかどうかを調べるため、私たちは、三歳から四歳の正常児に対して四種類のチョコレートとその中央にチャーリーの顔を描いたものを提示した（図4・6）。ここではチャーリーの目は、四種類のチョコレートのうちでランダムに選んだ一つを指し示すように描いてあった。一つの条件では、幼児は「チャーリーはどのチョコレートをほしがっている?」と質問された。また別の条件では、「チャーリーが〝X〟と言っているのはどのチョコレート?」と質問された。この年齢の子どもたちは、チャーリーの視線から、彼の欲求や彼が意図した指示物を推論することにまったく困難を感じなかった。この実験の再テストでは、図の中に、四種類のチョコレートとは別のチョコレートを指している太い矢印という妨害的な手がかりが描いてあった。それにもかかわらず、注目すべきことに三歳から四歳の正常児は、このような心の状態を推論するために「不自然な」手がかりを無視して、視線が示す「自然な」手がかりを用いているように思われた（同前）[14]。

要約すると次のようになる。ＥＤＤがＳＡＭを通じてＩＤと結びつくとき、視線は欲求や目的や参照（目的の特殊な例である）という心の状態にもとづいて解釈される。ボールドウィン（Baldwin 1991, 1994）とトマセロ（Tomasello 1988）は、十八カ月の幼児でも、参照に対する手がかりとしての視線に敏感であることを証明している。ここで挙げた心の状態は単純なものだが、それらはその後の心の状態を表象する能力の発達にとって重要なものである。この表象能力の発達的な変化を考えることによって、心を読むことが第四の仕組み、すなわち心の理論の仕組み（Theory-of-Mind Mechanism：ToMM）とどのような関係にあるのかが明らかになる。

心の理論の仕組み（ToMM）

心を読むことの発達的な変化のスケッチを完成させるためには、もう一つの仕組みが必要である。これが心の理論の仕組み（ＴｏＭＭ）である。この名称はアラン・レスリー（Allan Leslie 1994）の理論から直接に採ったものである。私はレスリーの考え方に従って、ＴｏＭＭの働きについて述べることにする。ただしToMMが他の三つの仕組みとどのように異なるのか、明確に説明する必要がある。なぜならそれらの違いは、レスリーの理論に含まれていないからである。私はまた、なぜこれまで述べてきた三つの仕組みを超えてその上に、ToMMが必要なのかを明らかにする。

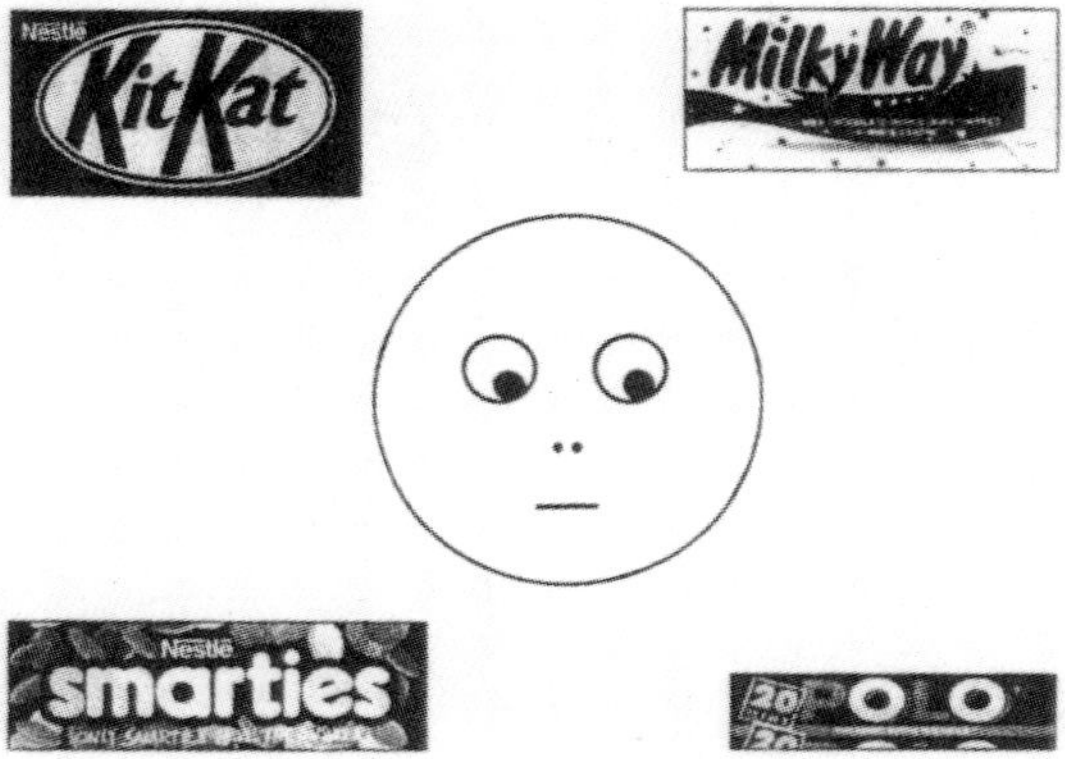

図4・6　3歳から4歳の子どもに提示された絵。「チャーリーは、どのチョコレートを取るでしょうか？」と質問。（Baron-Cohen 1994b より）

ＴｏＭＭは行動からすべての心の状態を解釈するためのシステム、すなわち「心の理論」を用いるためのシステムである。これまでの三つの仕組で、行動を意図的な心の状態（欲求と目的）という観点から読むことや、視線を知覚的な心の状態（たとえば見る）という観点から読むことが可能になる。またそれらによって、別々の人が同じ物とか同じ出来事についてこうした特別の心の状態を経験しうることが確認できるところまで達する（注意の共有）。しかし当然ながら、心の理論はそれ以上のものを含んでいる。

必要なことの一つは、認識的な心の状態（すなわち、振りをする、思考する、知る、信じる、想像する、夢想する、推測する、あざむくなどを含む）を表象する手段であるということである。第二に必要なのは、これらすべての心の状態の概念（意図的、知覚的、認識的）を、行為者の心の状態と関係づけて統合的に理解するための手段である。ＴｏＭＭはまさにこれらのことを行う。ＴｏＭＭは認識的な心の諸状態のセットを表象することと、心の知識のすべてを有効な理論に翻訳することという二重の機能をもっている。

機能

ＴｏＭＭの一つ目の機能である認識的な心の状態の表象に関して、レスリーその他（Leslie and Thaiss 1992; Leslie and Roth 1993）は、ＴｏＭＭが次のような形態の命題的な態度の表象を処理することを示唆している。

［行為者－態度－「命題」］

たとえば

［ジョン－信じる－「雨が降る」］

あるいは

［メアリー－考える－「私のおはじきは　バスケットの中に入っている」］

レスリーは、これらをM表象（メタ表象）と呼び、認識的な心の状態を表象する能力にとって重要であると論じた。この場合、態度は命題に向けられているため、全体のM表象が正しくても、命題は誤っていることもありうる。つまり最後の例では、もしも私のおはじきが実際にはバケツに入っていないとしたら、命題は誤りとなる。しかしそれでも、メアリーが実際におはじきはバスケットに入っていると考えるならば、全体のM表象は正しい（つまり、正しいのは彼女がおはじきがそこに入っていると考えていることである）。他の多くの認識的な心の状態についても、同様である。そこでToMMは、認識的な心の状態の重要な特性である参照的な不明瞭さを可能にするものである。参照的な不明瞭さ（または置換不能性）とは、命題の正常な真の関係を決めないで停止する特性である。一つの例は、旧約聖書のヨセフの物語に見ることができる。

ヨセフの弟たちは、彼らがエジプトの首長に礼をしていると〈思った〉。

という言明は正しいかもしれない。ところが、

ヨセフの弟たちは、彼らが兄に礼をしていると〈思った〉。

というのは、たとえエジプトの首相がヨセフと同一人物であるとしても誤りであるかもしれない。つまり二番目の陳述は、もしも弟たちがエジプトの首相が彼らの兄であるということを〈知らな〉かったり、彼を自分たちの兄であると〈認めて〉いなかったら誤りになる。ここでは、〈思う〉という心の状態の言葉が、弟たちが命題に対して抱いている「態度」である。そして、正しいかそれとも誤りであるかは、全体のM表象に関して判断されることであって、その中に隠されている命題についてではない。

次の例で、このことはさらに明確になる。

白雪姫は、リンゴ売りの婦人を親切な人だと〈思った〉。

というのは正しい。ところが、

白雪姫は、意地悪な継母を親切な人だと〈思った〉。

というのは、たとえリンゴ売りの女性が白雪姫の継母と同一人物であったとしても誤りである。つまり二番目の陳述は、白雪姫が、リンゴ売りの女性が実際には意地悪な継母であることを〈知って〉いない場合には誤りになる。

参照的な不明瞭さというのは複雑な概念だが、しかし四歳から五歳の正常児がこうしたあざむきの物語を楽しんだり理解したりするという事実は、幼児がそれを早くから容易に理解する能力をもっていることを示唆している。

ＴｏＭＭの二つ目の機能は、すべての心の知識を首尾一貫した全体へと結びつけて、有用な理論に仕上げることである。これについては、私たちが社会行動を速やかにかつ柔軟に解釈しようとするならば、是非ともこの重要な機能を働かせる必要がある。

ＴｏＭＭのこうした二種類の機能に関する証拠は、どのようなものだろうか。私は前のように、それぞれの機能について二つの証拠を上げることにする。

第一の証拠は多くの研究から、十八カ月から二十四カ月の幼児が、振りをしはじめたり、他者の振りを認知しはじめるようになることが証明されている点である。振りをするようになることは、幼児の遊びにおける質的な変化を示しているように見える（Leslie 1987 ; Dunn and Dale 1984）。レスリーは、「振り」という心の状態は、おそらく幼児が理解しはじめる最初の認識的な心の状態の一つだろうと述べている。

第二の証拠は、三十六カ月から四十八カ月の子どもたちは、「知る」といったさらに上位の認識的な状態を理解しているという点である。プラットとブライアントは、「見ることが知ることを導く」――つまり知識は知覚の産物である――という原理をこうした子どもたちが理解していることを証明している（Pratt and Bryant 1990）。これと関連する多くの証拠から、同じ年代の子どもたちが、人は真実の事柄を考える（知識あるいは真実の信念をもつ）こともあるし、明らかに誤った事柄を考える（誤った信念をもつ）こともあるのを理解しはじめることが示されている（Wellman 1990 ; Perner 1991）。このことは、この年齢の子どもたちが「白雪姫」などの物語に出てくる欺きを理解する能力や、他者を欺く能力を成長させつつあることを示している(Sodian 1991; Sodian et al. 1992)[15]。

ToMMのもつ二つ目の機能は、すべての心の知識を一つの理論に結びつけることである。ウェルマン(Wellman 1990)はこれについて多くのデータを示し、幼児がもつものをなぜ「理論」と呼ぶべきかの理由について、論を展開している[16]。その一つとして、彼は三歳以降の子どもたちが、大人と同じように世界を心的な実体と物質的な実体に二分割する存在論をもっていることを証明している。たとえば子どもたちは、本物のビスケットの場合は見たり触れたり食べたりできるが、想像したり夢で見たビスケットの場合はそれができないことを認識している。これと関連して、子どもたちは、夢や考えは頭の中で生じており、個人的なもので他者には見ることができないということを理解している。二つ目として、ウェルマンは、子どもたちがその心の知識をきわめて理論らしい仕方で用いることを証明している。これは**図4・7**において、左から右の矢印にしたがって行為を予測するために推論したり、右から左に行為を説明することである。

子どもたちは、同じように恐らく心の理論の中核を形成している多くの原理の一覧表を語ることができるだろう。しかしこれらの原理(たとえば「見ることが知ることにつながる」、「見かけは必ずしも真実と同じではない」、「人々は欲しているものに引き付けられる」、「人々は物がさっき見たところにあると考える」など)は、まだほんの一部しか明らかにされていないし、検証もされていない。

自分自身や他者に対して速やかに心の状態を帰属させ、心の状態という観点から行動を素早く解釈する能力のことを端的に「心の理論」の一語で呼んだことについては、もう少し詳しく述べる必要が

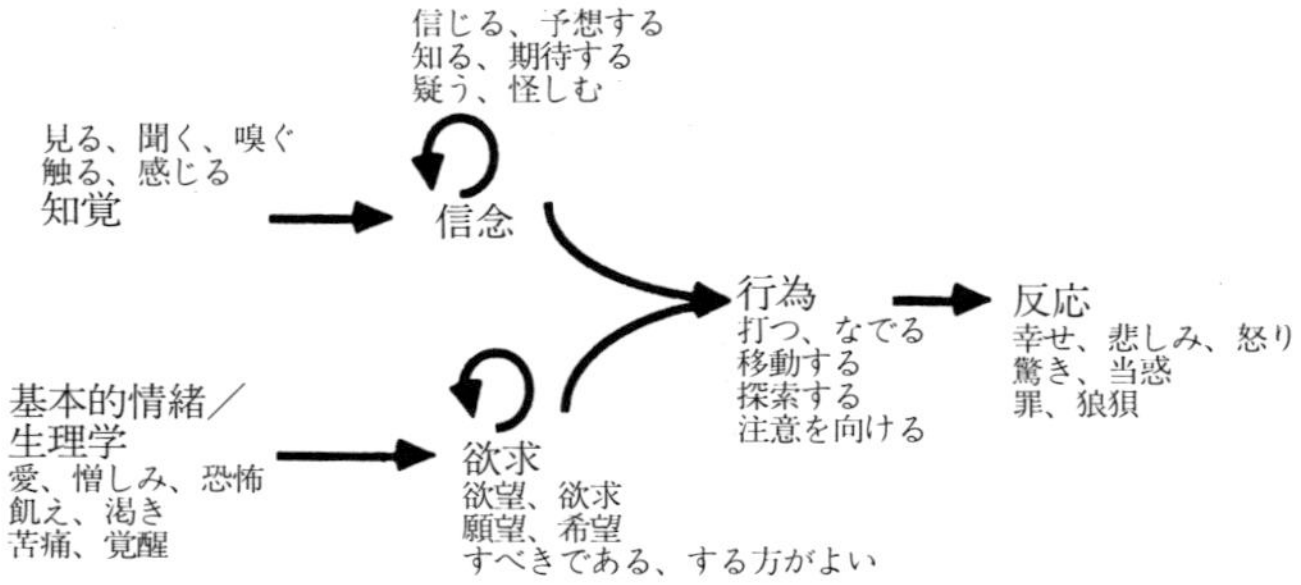

図4・7　人間の心の理論の特徴（Wellman 1990より）

ある。心の理論という語は、プレマックとウッドラフ（Premack and Woodruff 1978）の霊長類研究から派生したものである。彼らは、行動をうまく説明したり予測したりするために用いる心の状態は、外から観察できない実体であるという理由から、人間の心の概念を理論になぞらえたのだ。プレマックとウッドラフは「理論」という語を選んだが、これが本当に適切であるかどうかについては議論の余地がある。[17] 私のモデルによると、「心の理論」という語は、ＴｏＭＭが登場する比較的遅い発達段階に限定されるべきであると考える。

心を読む四つの仕組みの関係

ＴｏＭＭは、他の三つの仕組みとどのように関係しているのだろうか。ＴｏＭＭが、ＩＤとＥＤＤの仕組みによる心の状態を有効な理論に統合しようとするならば、ＴｏＭＭは、明らかにＩＤとＥＤＤからのインプットを受容することができなければならない。**図４・１**は、ＴｏＭＭがＳＡＭによって生じていることを示している。私は、ＳＡＭの三項表象がＴｏＭＭに対する典型的なインプットであることを提案する。なぜならそれらの関係は、態度の用語（たとえば欲求、注意、目的、参照）を採用しているからである。私は、ＴｏＭＭは発達の中でＳＡＭによる三項表象を利用し、それをＭ表象へと転換することによって引き起こされると考えている。つまりＳＡＭの存在なしには、最も強力で明確な形のＴｏＭＭは始まらないというのが私の見解である。[18] これらの関係はすべて、**図４・１**に示してある。

　このことをさらに明確にするために、私はこのモデルを次のような発達段階に分けることにする。段階一（およそ誕生から九カ月まで）においてすべての乳児がもっているのは、IDとEDDの基本機能である。これによって形成できるのは、二項表象だけである。この段階は、部分的に、トレヴァーゼン（Trevarthen 1979）が述べている「一次的間主観性」に相当する。[19] 段階二（おおまかに、九カ月から十八カ月）では、SAMが登場する。これはかなり大きな質的な転換である。なぜなら、SAMは共同注意を可能にする三項表象を形成するからである。ここではSAMは、EDDをIDと結びつけることによって、基本的な心の状態という観点から視線を読んでいる。このことは、トレヴァーゼンが述べている「二次的主観性」にほぼ相当する。最後に段階三（およそ十八カ月から四十八カ月）では、SAMに誘発されてToMMが登場してくる。ToMMの登場は、ごっこ遊びの開始によって予告され、大きな質的転換をなしている。この質的な転換で、自分自身や他者の認識状態の理解が可能となる。これは「振りをする」という心の状態に始まる。そして次の二年間に、「知る」や「信じる」という重要な心の状態へと発展して行く。[20] 子どもは、このことをM表象を形成することによって達成する。

　段階二と段階三では、初期の仕組みがなお機能し続けている（それらは決して新しいものによって置き換えられるのではない）。しかし、ToMMと他の三つの仕組みとの間には大きな違いがある。つまり、他の三つの仕組みで表象可能な心の状態の小さなセットは、意図の二つの特性を所有しているにすぎない。その二つというのは、「〜について性（aboutness）（すべて自分自身でなく他の事柄について）と、局面性（aspectuality）（すべて事柄の特別の側面について）である（Dennett 1978a；Perner 1991）。これと対照的に、ToMMによって処理される認識態度の概念は、第三の特性をもっている。誤った表象の可能性（あるいはさきほど「参照的な不明瞭性」と呼んだもの）ということである（Perner 1991）。このことは白雪姫の物語において明らかだった。したがってToMMは他の仕組みよりも融通がきき、心の状態に関してより大きなセットを表象することができる。

モジュール性と心を読むこと

ある人々は、モジュールの話になると非常に神経質になる。このつかみどころのない概念について、特にこれまで述べてきた仕組みとの関連から、二、三付言しておきたい。

フォダーは、おそらく現代の心理学において、心と脳がモジュール機構をもっているという見解について、もっとも刺激的で本格的な考察を行った人物だろう（Fodor 1983）。十九世紀の骨相学の時代に疑いの目で見られていた見解を、再び科学に受け入れられるようにしたのは彼である。

フォダーが論ずるモジュールは次のような特性をもっている。

(1)領域特異性（domain specificity）

(2)包被化（encapsulation）
(3)強制的な発火（obligatory firing）
(4)浅いアウトプット（shallow outputs）
(5)スピード（speed）
(6)意識への接近不能性（inaccessibility to consciousness）
(7)特性的な個体発生の経過（a characteristic ontogenic course）
(8)専門的に関与する神経構築（a dedicated neural architecture）
(9)特性的な故障パターン（a characteristic pattern of breakdown）

ベーツ（Bates 1993）が指摘しているように、これらの特性のうちの最初の六項目は、スキルが自動化されるための「過剰学習」に充てられている。最後の三個の特性だけが本当の「生物学的な」モジュールである。それでもなお、そのようなモジュールの発達における生得的な要因と経験的な要因の役割については、議論の余地がある。これらの基準を私が論じてきたシステムに適用すると、それらの仕組みのいくつかは、他のものよりもモジュール性の概念によく当てはまる。私はこの理由から、これらのシステムを厳密なフォダー派の意味での「モジュール」ではなく、「神経認知的機構」と呼ぶことにする。

四つの仕組みがそれぞれどの程度まで生得的なものなのか、それとも学習機能として発達したものなのかについては、今後さらに研究をする必要がある。これらの一部のもの——とりわけＴｏＭＭ——については、追加される学習も役割を有しているだろうが、しかし私も示唆したように、あらかじめ特定されている部分が明らかに多量であるに違いない。（ＴｏＭＭは他の三つの成分と異なる種類ののであるように見える。なぜならそれは特殊化されたインプットを利用しているので、古典的なモジュールにむしろ似ているからである。より中核的なモジュールの性質については、今でもなおかなり議論のたねである（Leslie 1994；Gopnik and Wellman 1992)。

心を読むことの発達的な説明を終える前に、なぜ四つの仕組みを提案したのかということを述べなければならない。私は、多くの仕組みを最小限にする努力をしてきた。確かに、私が主張するように四つの独立した（しかし結びついた）仕組みによるのでなく、すべてを実行する一つだけの大きな仕組みがあるとすることもできるだろう。私が異なる四つのモジュールを提案した理由は、神経心理学の証拠——とりわけ自閉症と目が見えないことの病理——からきている。これらの病理ではこれらの四つの仕組みが解離、あるいは互いに「分離」している。私は、一つだけの大きな仕組みではないことを証明したいと思っている。むしろ「自然の女神」は、**図4・1**に示したように、明瞭な縫目に沿って分割できるもののようである。

第5章

自閉症とマインド・ブラインドネス

内的な心の状態について、何も知らない架空の生物を想像してみよう。……このような生物は想起したり、知ったり、学習したりすることはできるが、これらの活動について理解することはできない。社会的な世界、すなわち自己と他者の世界は、そのような生物にとって不毛のものである。……人の姿を見たり人の声を聞いたりすることはできるが、彼らの行為とパーソナリティを構成している考えとか信念の備蓄品には、気づくことがない。実際この架空の生物には、誰も個人的な人格を与えるわけにはゆかないだろう。表面に現れる行動は、何も深い意味をもたないだろう。嘘という概念は、……幻想や信念、虫の知らせ、勘違い、あて推量、欺瞞などの観念と同様に、思いつくことのできないものとなるだろう。そのような状況がどんなものか、このような生物がどのように世界を眺めているかは、ほとんど想像を絶する（Wellman 1985, pp.169-170）。

この文章を書いたとき、ウェルマン（Henry Wellman）はすでに長年にわたって、正常な子どもが成長につれて驚くほど心を読む能力を発達させるという証拠を、収集していた。したがってウェルマンにとっては、心を読むことができない「架空の生物」を想像することは、ほとんど信じがたいことだった。いま引用した思考実験は、注目すべきこうした能力をもたない生物がどんなものかということに対して私たちの注意を惹く目的で、提案されたものである。

たしかに注目すべきことだ。正常な幼児は一歳の終りころまでに、自分と他人が同じ事柄に注目しているのを見分けたり、人の行動が目的に向けられていることや、欲求によって駆り立てられているのを読むことができる。よちよち歩きの幼児になると、振りをしたり、振りを理解することができる。そして四歳ころから学校に入るころまでには、人が何を知り、考え、信じているのか理解できるようになる。私のモデルによれば、これには、長い進化の歴史によって脳にあらかじめ配線された四つのメカニズムの成熟が関係している。

モデルを多少なりとも真実に近くするために、四つのシステムのそれぞれに、原則として障害が生じうるものとしよう。そしてその結果として生ずる障害の性質は、どのシステムに障害が生じたかによるものとしよう。私はここで、ＳＡＭやＴｏＭＭの損傷によって実際に心が読めなくなっている子ども——架空の生物ではなく——がいることを、証拠から論じたい。こうした子どもというのが、自閉症児である。これとは対照的に、先天的に目の見えない子どもはＥＤＤをもっていないにもかかわらず[1]、完全なＳＡＭとＴｏＭＭをもっていて、そのことによって、驚くほど心を読む力があるということについても述べる。

自閉症の素描(2)

自閉症は、子どものあらゆる精神医学的な状態のうちで、もっとも重いものと考えられている。幸いなことにその発生率は低く、一万人につき四人から十五人である。自閉症は世界のどの国でも、またどの社会階層においても発生する。重要な症状として、社会的な発達とコミュニケーションの発達が最初の数年において明らかに異常であり、遊びに柔軟性や想像力、「ごっこ」性が欠けているという特徴がある。

自閉症の状態は、てんかん、知的障害、さまざまな脳の病理といった多くの生物学的な異常と結びついている。また多くの場合、自閉症には遺伝的な基盤があると思われる。なぜなら自閉症とそれに関連する問題の出現リスクは、一卵性双生児や生物学的な結びつきのある同胞の場合に、偶然の生起率よりもはるかに高いからである。今のところ、自閉症は不幸にして一生続く障害である。ただし教育的な介入や治療的な介入を受けたり、社会的な場面に適応するためのさまざまなストラテジーを学習することによって、自閉症は成長とともにいくらか緩和されるようにも思われる。また成長にともなう改善は、基礎をなす病理状態の変化を反映している可能性がある。このような改善は、そのメカニズムが恒久的に損傷されているのでなく、かなり遅れてから作動しはじめるので、可能なのかもしれない。

読者がまだ自閉症児に会ったことがないならば、それがどのようなものかを理解する最上の方法は、カナーが最初にその症状を認めた子どもについての記述抜粋を読むことだろう（Kanner, 1943）。次のようなことが書かれている。

・ほとんど自分の殻の中に閉じ込もっており、自分だけの中で生きているように見える……。

・部屋に連れてこられると、まったく人を無視し、すぐに物の方に行ってしまった……。

・無視できないような形で手を差し出されても、それをまるで無関係なものであるかのように、ちょっともてあそぶだけである……。

・呼ばれても反応しなかった。そして母親が話しかけても、母親を見なかった……。

・決して相手の顔を見ようとしなかった。相手と何かをするときはいつでも、その一部をまるで物のように扱った。自分を導くために、他者の手を用いた。遊びながら枕に頭を突き当てるように、自分の頭を母親に突き当てたりした。母親には少しの注意も払わず、彼女の手をとって自分に服を着させた……。

・混雑した海岸で、新聞や人の手足、胴体がそこにあっても、その所有者がうろたえてもお構いなしに、自分の目標をめざして歩いていった。母親は、彼がコースを変えずに他人を踏みつけて歩いたりしないよう注意した。しかし彼は相手を避けようとしなかった。まるで人間と物の区別が分からないかのようだった。あるいは、少なくともその違いに関心がないかのようだった。

カナーの記述は、たとえば私とボルトン（Baron-Cohen and Bolton, 1993）が行った最近の臨床的な説明と同じ自閉症の本質的な特徴を、選び出している。後者の説明から抜粋すると、

……彼は、決して他人を直接に見ていないように思われた。どちらかといえば他人をちらっと見るだけか、あるいはまったく見なかった。それにもかかわらず、ジョンは即座にすべてに気づいているようだった。混雑した歩道を誰にもぶつかることなく、自転車を乗り回すことができた。そしてそれまで誰も長い間気づかなかったが、車のナンバープレートに数字の4があるのを見つけた。彼はまた、レストランで知らない人の皿からサンドイッチをつかみとって食べるような、両親を困らせることをした。

計算は非常に得意で、かけ算の九九表の勉強を非常に喜んだ。またジグソーパズルが得意で、かなり難しいパズルでも簡単にやってのけた。六歳のとき、彼は二百ピースのジグソーパズルを自分でやった。そして、百ピースのパズルを逆さまでやった。しかし社会的には、どんな友達もつくることができなかった。彼は、自分の好みの遊びに加わろうしたが、彼のやり方はあまりにも奇妙だったので、他の子どもたちは彼を無視しようとした。ほとんどの時間、ジョンは他の子どもたちと遊ぶよりは、自分だけの特別の関心事に忙しかったり電柱を数えることに没頭するなど、自分自身

の関心事に耽っていた。

彼女はあらゆる物の匂いを嗅ぐことに関心があり、食べ物やおもちゃ、衣類、それに（彼女の両親を困らせたことには）人の匂いを嗅いだ。彼女はまた、物に触ってその感触を楽しんだ――特に紙やすりが好きだった。実際に、彼女はポケットに紙やすり片を入れて持ち歩くことに固執した。奇妙なことに、彼女は与えられた縫いぐるみのようなおもちゃには関心がなかった。物に触って感触を楽しみたいというルーシーの欲求は、両親を困らせる原因だった。彼女はしばしば、見知らぬ女性の履いているストッキングに触ろうとした。両親がそれを止めさせようとすると、彼女はかんしゃくを起こした。

これらの記述から明らかなように、自閉症における社会的な異常の重要な特徴は、正常なアイコンタクト（目の触れあい）が欠けていること、正常な社会意識や適切な社会行動が欠けていること、「孤立」、一方的なかかわり、社会的な集団に参加できないことなどである。

一九八五年にフリス、レスリー、および私（Uta Frith, Alan Leslie, and Baron-Cohen 1985）は、自閉症の三つの基本症状として、社会的な発達の異常、コミュニケーションの発達の異常、ごっこ遊び（ないしは象徴的遊び）の異常を提案した。これらの症状は、心を読むことの発達の失敗からもたらされた結果と考えられる。この章で私は、私が提唱したモデルの観点からこのことを検証する。自閉症児は心を読むことができないというが、その証拠はいったいどのようなものか(3)。また自閉症児では、四つのメカニズムがそれぞれどのように正常あるいは異常に機能しているのだろうか。

自閉症とID

IDは、正常な発達にとって必要な原初メカニズムの最初のものである。そこで私は、自閉症ではそれがどのように機能しているかという検討から始める。IDは、本質的に刺激を目的と欲求から、すなわち意図的な心の状態という観点から解釈するものである。自閉症児は、意図的な心の状態を理解できるのだろうか。

これまでの証拠は、自閉症児にも意図的な心の状態が理解できることを示しているようだ。つまり自閉症児のIDは完全である。それらの証拠の一つとして、自閉症児は、自発的な話し言葉の中(Tager-Flusberg 1989, 1993)や、行為者が含まれている漫画のストーリーを述べるとき(Baron-Cohen, Leslie, and Frith 1986)、「欲しい」という言葉を用いる点である。彼らは登場人物の欲求や目的を認識し、「彼女はアイスクリームをほしがっている」、「彼は水泳に行きたがっている」というように語る。二つ目の証拠は、自閉症児には生命をもったもの(animacy)とそうでないものが区別できるという点である(Baron-Cohen 1991a)。このことは、それ自体がIDが抽出する基本的なカテゴリーの一つである、行為者の分類ということと密接に関係している。三つ目の証拠は、たとえば欲しいものを手に入れたとき幸せと感じたり、手に入らなかったとき悲しいと感じるように、欲求が情動を喚起することを理解できるという点である(4)(Baron-Cohen 1991b; Tan and Harris 1991)。これらのすべての理由から、自閉症児のＩＤが恐らく正常に機能しているものと考えたい。しかしこれは、自閉症児が欲求のすべての側面や、意図についてのより複雑な心の状態を理解できるという意味ではない。(フィリップス (Phillips 1993) は、後者が信念などの認識論的な心の状態と結びついているかもしれないと示唆している。)

自閉症とＥＤＤ

私は、第4章においてＥＤＤが単独に機能する場合(乳児期)と、ＥＤＤがＳＡＭと結びついて働く場合(よちよち歩きの時期から)とを区別した。初期の基本的な機能に関して、私はこれまでの証拠から、自閉症児のＥＤＤは完全なものと考えている。

自閉症児は、写真の中の人物が「彼らを見ている」ということを検出できる(Baron-Cohen, Campbell, Karmiloff-Smith, Grant, and Walker 印刷中)。さらに、誰かが何かを「見ている」という観点から、視線を解釈することもできる。彼らは自発的な話し言葉の中で、「見る」という言葉を用いることができる(Tager-Flusberg 1993; Baron-Cohen, Leslie, and Frith 1986)。そして誰が何を見ているのかを尋ねられると、正しく答えることができる(Hobson 1984; Baron-Cohen 1989a, 1991c;

Tan and Harris 1991)。これは幾何学的な練習問題についても同じである。視線についての幾何学的な理解は、充分に筋が通っている。たとえば写真の中の人物が三本の色棒のどれを見ているのか尋ねられると、自閉症児は、**図5・1**の上のパネルに示されている簡単な場合でも、下のパネルのような難しい場合でも、正しく答えることができる（Leekam, Baron-Cohen, Perret, Milders, and Brown 1993）。

このように、ＥＤＤの基本的な機能は自閉症児において正常である。しかしながら、このような子供たちがアイコンタクトをしているときに（すなわちＥＤＤが働いているとき）、正常な覚醒パターンを示すかどうかは、まだ研究されていない。自閉症児のより複雑なＥＤＤの機能の証拠に迫るためには、ＳＡＭについて述べる必要がある。

自閉症とＳＡＭ

ＳＡＭの基本的な機能は、自分と他者が同一の対象に注意を向けていることを同定したり、確認するために必要な三項表象を形成することである。あらゆる証拠は、自閉症児の大多数がＳＡＭの機能に著しい欠陥をもっていることを示している。

自閉症児は、しばしば共同注意行動におけるすべての主要な形態を欠いている。たとえば彼らは、視線をモニターしない(5)（Leekam et al. 1993；Mundy et al. 1986；Loveland and Landry 1986）。また彼

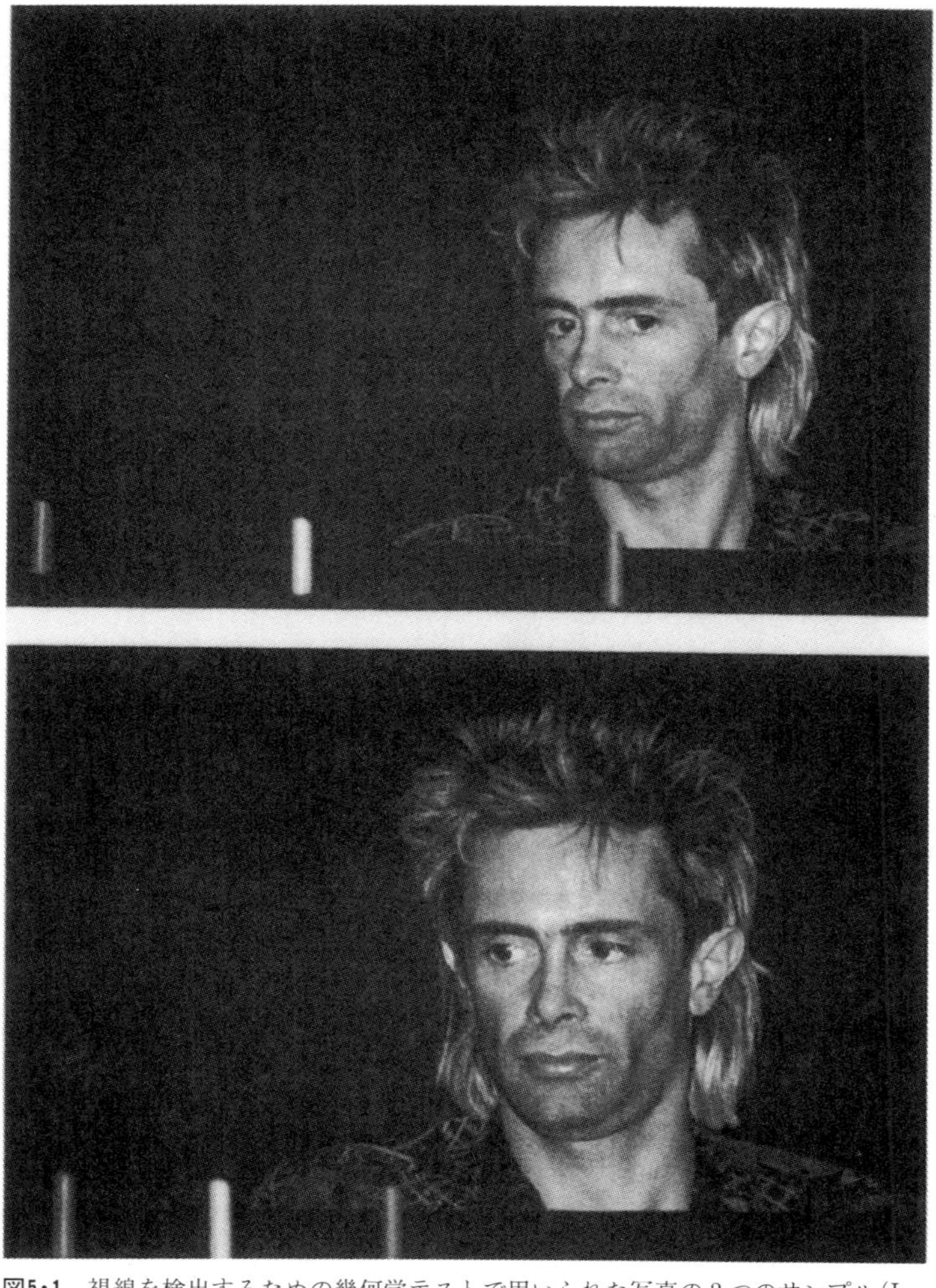

図5・1　視線を検出するための幾何学テストで用いられた写真の２つのサンプル（Leekam et al. 1993より）

らは、「原陳述的な」形態である指さしジェスチャーを用いて、他者の視覚的な注意を向けさせることをしない（Baron-Cohen 1989a；Mundy et al. 1986；Curcio 1978）。これは、彼らが指さしをすることができないからではない。なぜなら彼らは、手の届かないところにある物を要求したり（Baron-Cohen 1989a）、さまざまな物を自分のために準備させるときには（Goodhart and Baron-Cohen 1993）、非＝共同注意的な機能として、他者に対して指さしジェスチャーを用いるからである（Baron-Cohen 1989a）。幼い自閉症児には陳述的な指さしジェスチャーが欠けているばかりでなく、見せるジャスチャー（正常な幼児が誰かに何か興味のあるものを示すために用いる）などの陳述的なジェスチャーも欠けている。

私は、これは単なる視覚的な共同注意の障害ではなく、SAMの働きにおける中核的な障害であると考えている。SAMの重要な機能は、自分と他者の間に興味の共有を確立する――他者の気持ちと波長を合わせて――ための動機を提供することである。SAMは、あらゆるモダリティにおいて、三項表象を形成することができる。目が見えない人の場合は、明らかにEDDが欠けているが、それでも触覚や聴覚などを通してSAMが十分に機能している。目の見えない子どもは触覚を通して、つまり物を手に取り、その上に手をのせることで、共同注意を形成する。彼らは「見て（see, look）」という言葉を用いて、他者に物を見させようとする。ランダウとグライトマン（Landau and Gleitman 1985）は、生まれつき目が見えない女の子が、次のような年齢のときに、以下のような言葉を話したと報告している。

わかる？　それは私の膝の中にあるわ。　（三十六カ月）
私がもっているものを見て！　（三十六カ月）
私がどうするのか見て！　（三十六カ月）
カメラを見て！　（三十七カ月）
見て、レゴをもってるのよ。　（三十九カ月）

目の見えないこの子どもは、「お母さんに自動車を見せて」（**図5・2**）や「お母さんに見えないようにしてごらん」（**図5・3**）という指示に、正しく反応することができる。このことから、彼女は他者が視覚的に対象を見るとはどういうことなのかを感じ取るための正常な感覚をもっていないが、「見る」ということが無様式《モダリティ》感覚で何を意味しているかについては、ちゃんと正しくとらえていたことが分かる。つまりそれは、感覚モダリティの一つを用いて理解したり、知覚的に探り、または感覚に訴えられるようにすることである（同前 pp.75, 77）。実際一人の目の見えない成人は「注視」という言葉を「何かを熱心に見ることです。それと同じことは、何かを一生懸命に聴くことです」と定義している（同前 p.96）。

自閉症児の大多数では、視覚、触覚、聴覚といったあらゆるモダリティにおいてSAMが機能していないように思われる。一般に、彼らは人に物を操作して欲しいときや自分に物を与えて欲しいときだけ、物を他者に渡したり、物を指さしたり、物に手を置かせたりする。これは決して注意共有ではない。これらの行動は主として道具的なものであり、その物に関して他者と興味を共有しようという欲求を意味するものではない。

さらに自閉症の一つの症状は、聴覚的な共同注意の確立の失敗を反映しているように思われる。自閉症児は、しばしば大きすぎる声で話したり、柔らかすぎる声で話したり、抑揚の乏しい話し方をする（Frith 1989）。正常児は、聞き手が興味をもって聞きとれるように、自分のイントネーションを調節する。しかし自閉症児は、他者を関心のある聞き手と考えていないので、このような調節をしない。

このような理由から、私は、自閉症児における視覚的な共同注意の欠如は、SAMの重篤な障害から生じているものと考える。[6] その結果、あらゆるモダリティにおいて三項表象が形成されないということと、ToMMを作動させるためのアウトプットがSAMによってもたらされないということの二つの障害が生じる。このことから、自閉症児においては実際にToMMのすべての側面に欠陥があることが予測される。

自閉症とToMM

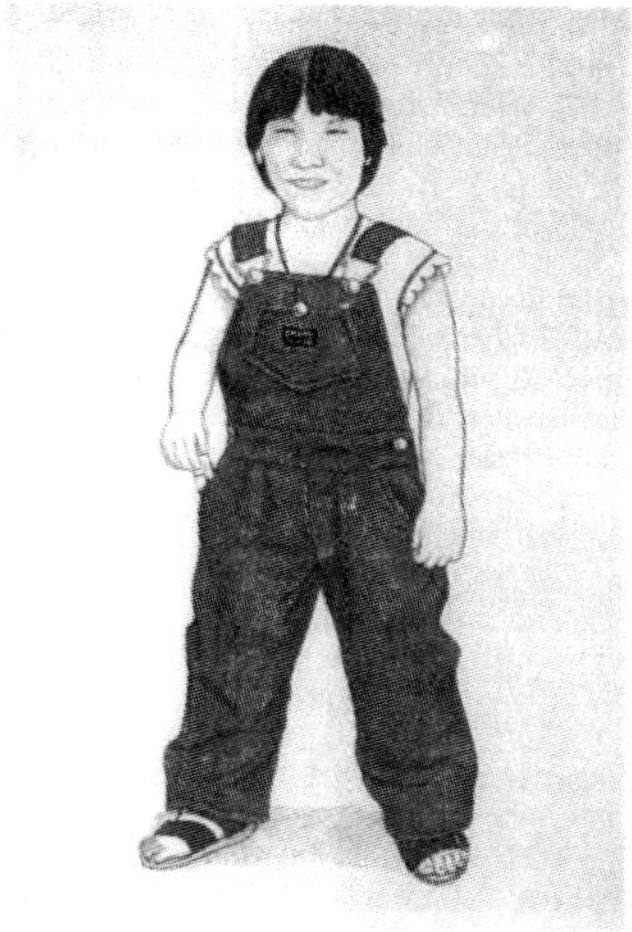

図5・3 「お母さんに自動車が見えないようにしてごらん」という指示に対する目の見えない子どもの反応（Landau and Gleitman 1985より）

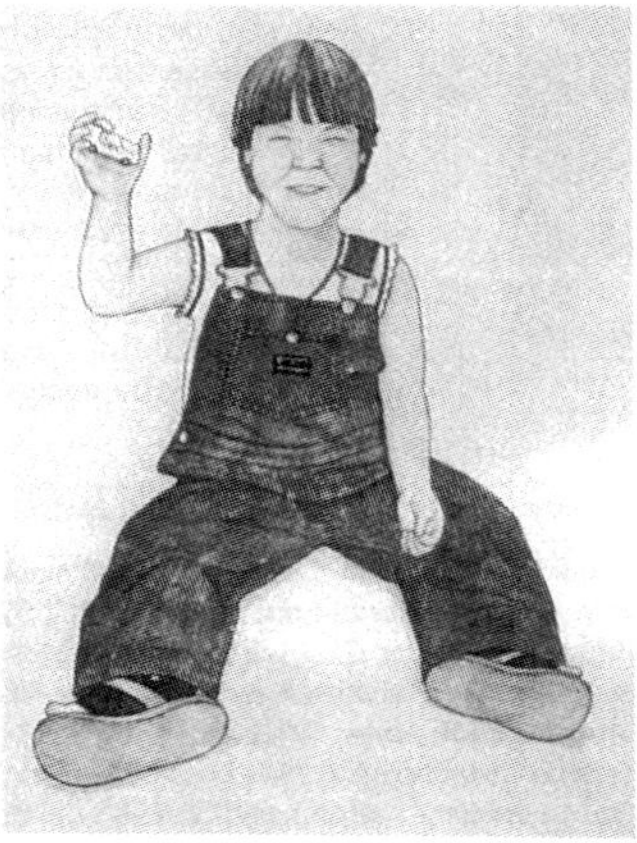

図5・2 「お母さんに自動車を見せて」という指示に対する目の見えない子どもの反応（Landau and Gleitman 1985より）

あらゆる範囲の心の状態を表象する

もし自閉症児においてToMMが機能不全に陥っているとするならば、彼らは信念に関する認知論的な心の状態の理解が困難であると考えられる。デネット（Dennett 1978b）は、子どもが信念を理解できるかどうかを検証するための最善の手段は、他者が誤った信念をもっていることを理解できるかどうか調べることだと述べている。実際に彼が示唆しているように、これは個体が「心の理論」をもっているかどうか検査するリトマス試験紙である。この検査によって、子どもが自分の（真実の）信念と他者の異なる（誤った）信念の違いに対して、明確に気づいているかどうかが明らかになる。ウィマーとパーナー（Wimmer and Perner 1983）はこの点を、彼らが正常児に用いた「誤り＝信念テスト」（**図5・4**）によって追跡し、三歳から四歳の正常児は、そのようなテストに成功することを証明した。私たちはこのテストを自閉症児とダウン症児、それに正常児に適用した（Baron-Cohen, Leslie, and Frith 1985）。

このテストは、サリーがおはじきを一つの場所に置き、サリーが退室した後で、アンがそれを別の場所に置くのを見るというものである。被験児は、おはじきが元の場所から動かされたときサリーはすでに退室していて、おはじきが動かされたことを知らないので、サリーはまだそれが元の場所にあるに違いないと信じていると認めなければならない。（この短い物語は白雪姫の物語と似ている。白雪姫は邪悪な継母が変装をしているときに不在だったので、玄関でリンゴを売る老婆が、実際には邪悪な

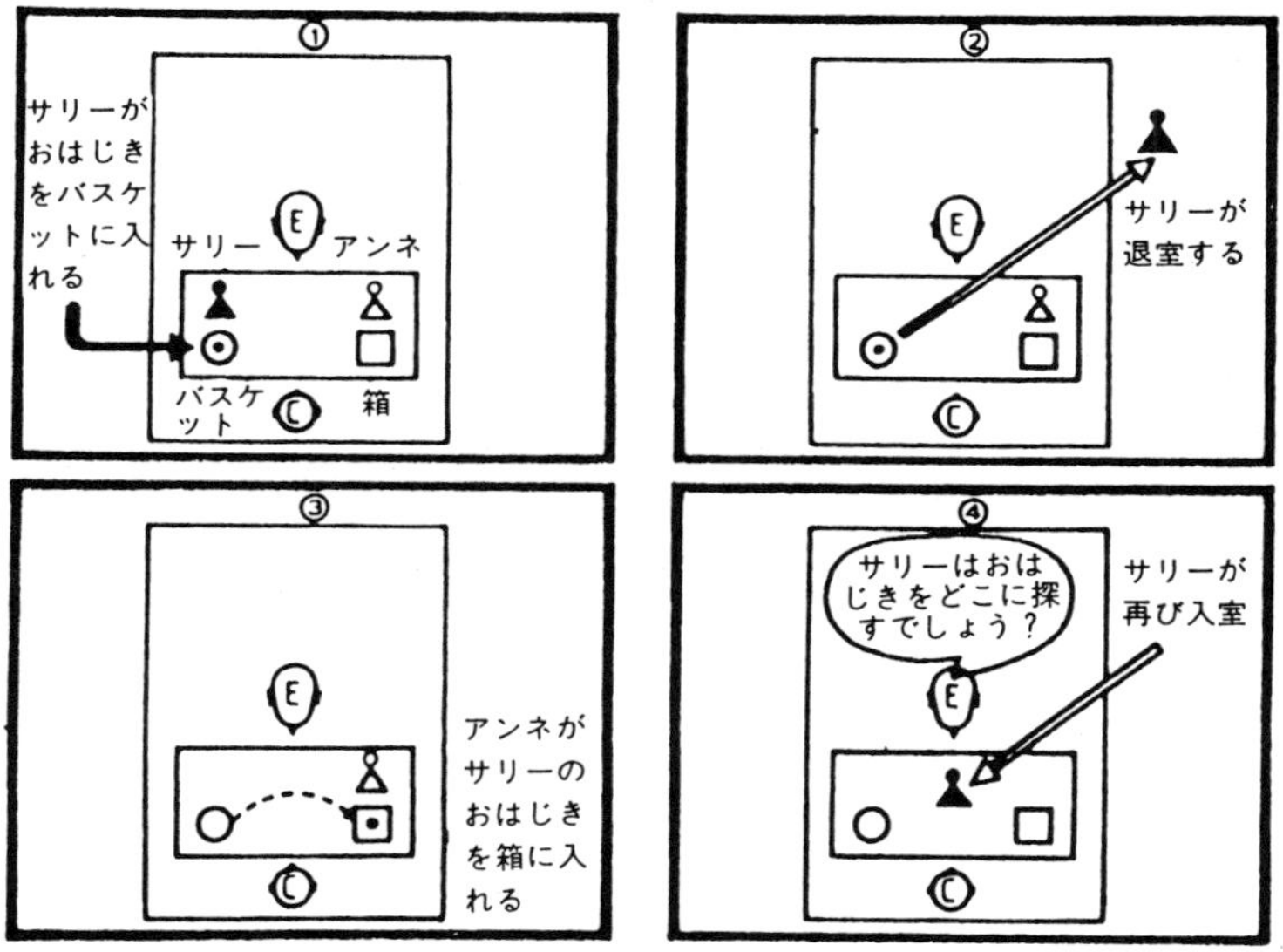

図5・4　誤った信念の理解のための「サリー・アンネ・テスト」の図解（C＝子ども、E＝実験者）（Baron-Cohen, Leslie, and Frith 1985より）

継母であることを知らなかった。)

「サリーは、どこにおはじきを探すでしょうか?」という質問に対して、ほとんどの正常児とダウン症児が正答をした。つまり元の場所を指したのである。しかし自閉症児の場合は、少数の者しか正答しなかった。このような結果は、「サリーは、どこにおはじきがあると思うでしょうか?」と質問したときにも見いだされた。自閉症児は、これら二つの対照群の児童よりも年長で、「精神年齢」が高かった。したがってこの研究は、自閉症児には信念に関する心の状態の理解が乏しいことを支持している。この結果は、何度も繰り返し見いだされている。(7)(8)

パーナーその他(Perner, Frith, Leslie, and Leekam 1989)は、まったく違ったテスト(スマーティーズ・テスト)を用いて、基本的に同じ結果を得ている。このテストでは、子どもは、おなじみのスマーティーズの容器を最初に見せられた。そして「ここに何が入っていると思いますか?」と尋ねられると、当然のように「スマーティーズ」と答えた。その後で子どもは、その容器に実際には鉛筆が入っているのを見せられる。次に、実験者は容器を閉じ、二つの「信念質問」をした。最初の質問は、「私がこの入れものをはじめに見せたとき(箱を開ける前)、ここに何が入っていると思いましたか?」というものである。もちろん正常児は、いまは誤ったものになっているが、はじめの信念に従って正しく「スマーティーズ」と答えた。その後実験者は、「次の子ども(彼は容器の中を見ていない)が入ってきたとき、何が入っていると思うでしょうか?」と質問した。正常児は再び、他児の誤った信念に照らし合わせて、正しく「スマーティーズ」と答えた。パーナーその他がこの課題を自閉

(9)

症児に行ったところ、彼らの大多数は二つの信念質問に対して「鉛筆」と答えた。つまり自閉症児は、自分自身のさきほどの誤った信念や、他者の現在の誤った信念にもとづいて答えるよりも、容器の中に何が入っているのか、いまは知っているので、それにもとづいて答えたのである。この知見が間違いないものであることから、自閉症児は他者の違う信念をまったく理解できないことが示唆される。

私たちは別の研究において、ほとんど非言語的な方法を用いて、このことを再度調べた（Baron-Cohen, Leslie, and Frith 1986）。絵の物語（それぞれ、四コマからなる）が書かれている絵画配列テストを用いたのである。これらを正しく配列すると、主人公の誤った信念（図５・５）、主人公の欲求と目的（図５・６）、生命のない物に対する主人公の因果関係的な行為（図５・７）になる。やはり自閉症児は、信念を含んだ物語において非常に成績が悪かった。これに対して、主人公の欲求や目的を含んだ物語の配列では、少なくともダウン症児や正常児と同じ程度の成績を示した。このことは、自閉症児はＴｏＭＭに著しい欠陥をもっているが、ＩＤは正常に働いていることを示している。また自閉症児は、物理的な因果関係（心の状態の理解を必要としない）によって構成される物語の配列に優れていた。このことから、行動の心理学的な原因としての信念を理解することができないという自閉症特有の障害は、言語能力の不足や因果関係の理解の困難によるものではないことが証明される。また初期の報告[10]とは対照的に、全般的な系列化能力の障害によるものでもないことを意味している。

ほとんどの自閉症児は、信念を理解するテストに失敗したが、少数の者は成功した。この内部グループは、さまざまなサンプルにおいて二十％から三十％を占めていた。なおこれらの被験児たちは、さまざまなテストでほぼ同じ被験児たちであった。したがって外見から判断すれば、この「優秀な少数者」（ウタ・フリスがこう呼んでいる）は、信念を理解するための完全な力をもっているという結論になる。しかし後の研究では、これは「天井効果」によるものであることが証明された。つまりサリー・アン・テストに成功したことは、彼らが正常なＴｏＭＭをもっていることを意味するものではない。なぜなら大部分の誤り＝信念テストは、三歳から四歳程度の精神年齢に相当するものであり、私たちがテストをした自閉症児の精神年齢はこれをかなり越えていたからである（Baron-Cohen 1989b）。後のテストで私たちが用いた課題は、パーナーとウィマー（Perner and Wimmer 1985）によって正常児用に開発されたもので、信念理解のテストとしては、より難しいものである。これに成功するためには、入れ子式の信念ないしは信念についての信念（たとえば「アンは、サリーがXを考えていると思っている」）を理解しなければならない。これらは、六歳から七歳の正常児で理解可能なものである。ほとんどの十代の自閉症児は、少なくとも七歳相当の言語レベルをもっているにもかかわらず、これに失敗した（Ozonoff, Penington, and Rogers 1991；Holroyd and Baron-Cohen 1993）。

このように、少数例を除くとほとんどの自閉症児は、正常児の三歳から四歳レベルに相当する信念を理解していない。しかしその少数の自閉症児でさえ、正常児の六歳から七歳レベルに相当する信念の理解に障害をもっていた。（きわめて少数の自閉症児は、七歳レベルでのＴｏＭＭのテストに成功している。この例については別に論ずることにする。というのは、この重い欠陥が克服可能なものか、また工夫によって迂回できるものなのかという問いを、これらの例はひき起こしているからである。）

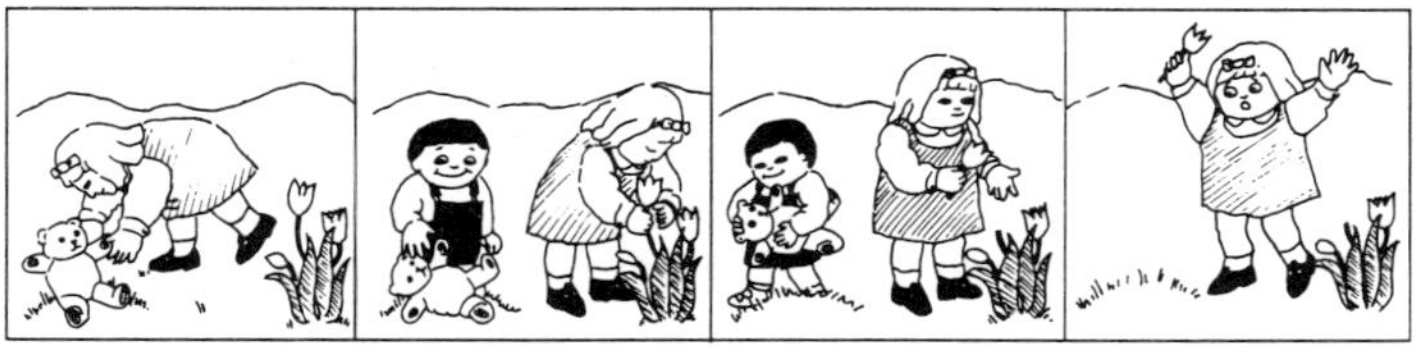

図5・5　誤った信念の特徴を中心としたストーリーの絵画配列テスト（Baron-Cohen, Leslie, Frith 1986より）

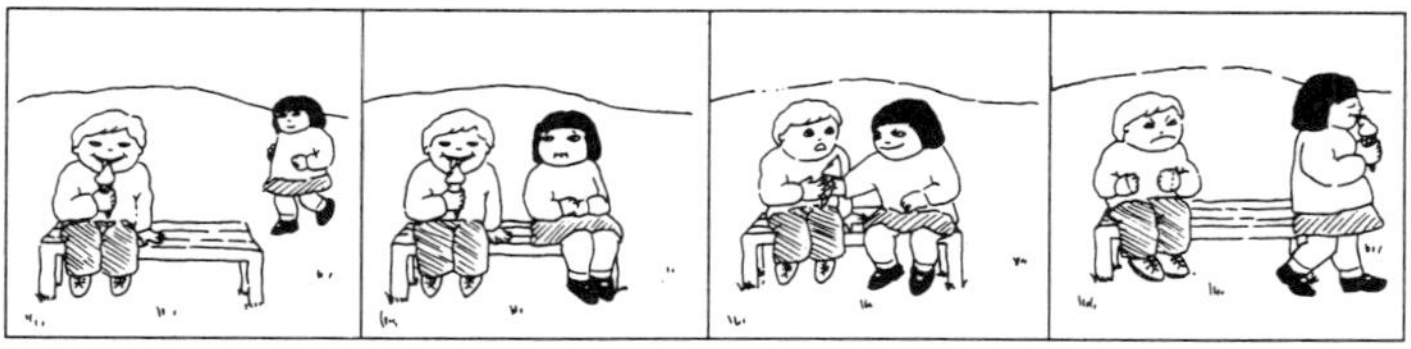

図5・6　欲求と目的の特徴を中心としたストーリーの絵画配列テスト（Baron-Cohen, Leslie, and Frith 1986より）

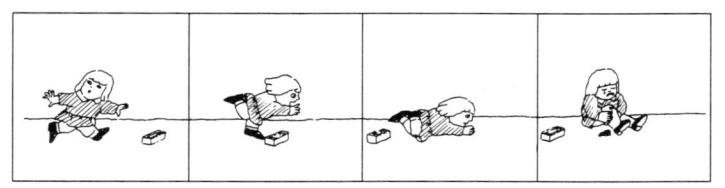

図5・7　物理的な原因を中心としたストーリーの絵画配列テスト（Baron-Cohen, Leslie, Frith 1986より）

正常児にとっては、「知る」ということの理解は信念の理解よりも容易である。その理由は完全には明らかになっていない。しかし何人かの研究者は、その理由として、知識は真の信念であり（誤った信念が含まれていないので）、誤った信念よりも単純なことを指摘している。レスリーとフリス（Leslie and Frith 1988）は、自閉症児が知ることを理解できるかどうかテストした。「数とり器」（プラスチック製の道具）を実験者が隠すのを、役をする人物が見ているところを、子どもに見せた。人物が去った後で、実験者は子どもに二つ目の数とり器を二番目の隠し場所に置くように求めた。そして人物が戻ってきたとき、彼が数とり器をどの場所に探すだろうかと尋ねた。レスリーとフリスによると、ほぼ半数の自閉症児だけがこのテストに成功した。成功した自閉症児は、役をする人物が知らない場所でなく、知っている場所を指摘した。誤った信念課題では、四分の一の自閉症児しか成功しなかった。したがってこの知見から、自閉症児にとって知識を理解することは信念を理解することよりも容易であるが、大多数は二つの心の状態の理解に欠陥をもっていることが示される(11)。

自閉症児がＴｏＭＭの発達に何か障害をもっているとするならば、彼らは、振りをするという心の状態を理解することも困難だろうと考えられる。自閉症児の振りについての研究は大部分が、振りをするという心の状態の理解を直接に検証していない。むしろ、以下のような論理によって間接的に問題を提起してきたにすぎない。つまり振りをするためには、振りをするということが振りをしないということと、どのように違うのか理解しなければならない。したがって子どもが遊んでいるときに、「ごっこのシナリオ」をつくることができるかどうかを観察する必要がある。これまでの研究が示すところでは、自閉症児には自発的なごっこ遊びが著しく乏しいか、まったく欠けている(12)。

心の理論を形成する

自閉症児のToMMに欠陥があるとすれば、そこから他に何が分かってくるだろうか。私のモデルに従うと、正常児がもっている心の「理論」が自閉症児では失われていたり、障害されていることも予期されるだろう。たとえばいくつかの基本原理の理解が、自閉症児では不安定だったり欠けているだろう。一つの基本原理は、見ることが知ることにつながるというものである。自閉症児の大多数には知ることが理解できなかったという証拠にもとづくと、この原理は自閉症児の能力をはるかに超えたものと考えられる。パーナーその他（Perner et al. 1989）は、物が隠されるのを被検児には見せるが共謀者には見せないで、隠された物を知っているのは誰かということや、誰が見ることを許されたかということを質問した。ほとんどの自閉症児は、「見る」という質問には正答した。しかし「知る」という質問に対しては、約半数の子どもしか正答しなかった。グッドハートと私（Goodhart and Baron-Cohen 1994）は、プラットとブライアント（Pratt and Bryant 1990）が正常な三歳児に用いた非常に単純な方法を使って、この実験を繰り返した。二人の役をする人物のうち一人が箱をのぞき込み、もう一人が箱にちょっと触る（**図5・8**）。これを見た後で、被験児は、二人の役をする人物（または、物語の主人公）のうちどちらが箱の中にあるものを知っているかと尋ねられた。このパラダイムは、箱に対して何かを行った主人公を単に選ばせるものである。知能障害児の四分の三がこのテストに成功したのに対して、自閉症児では三分の一の子どもしか成功しなかった。

自閉症児にとっては、この原理の理解が困難であるという別の間接的な証拠がある。この証拠は、

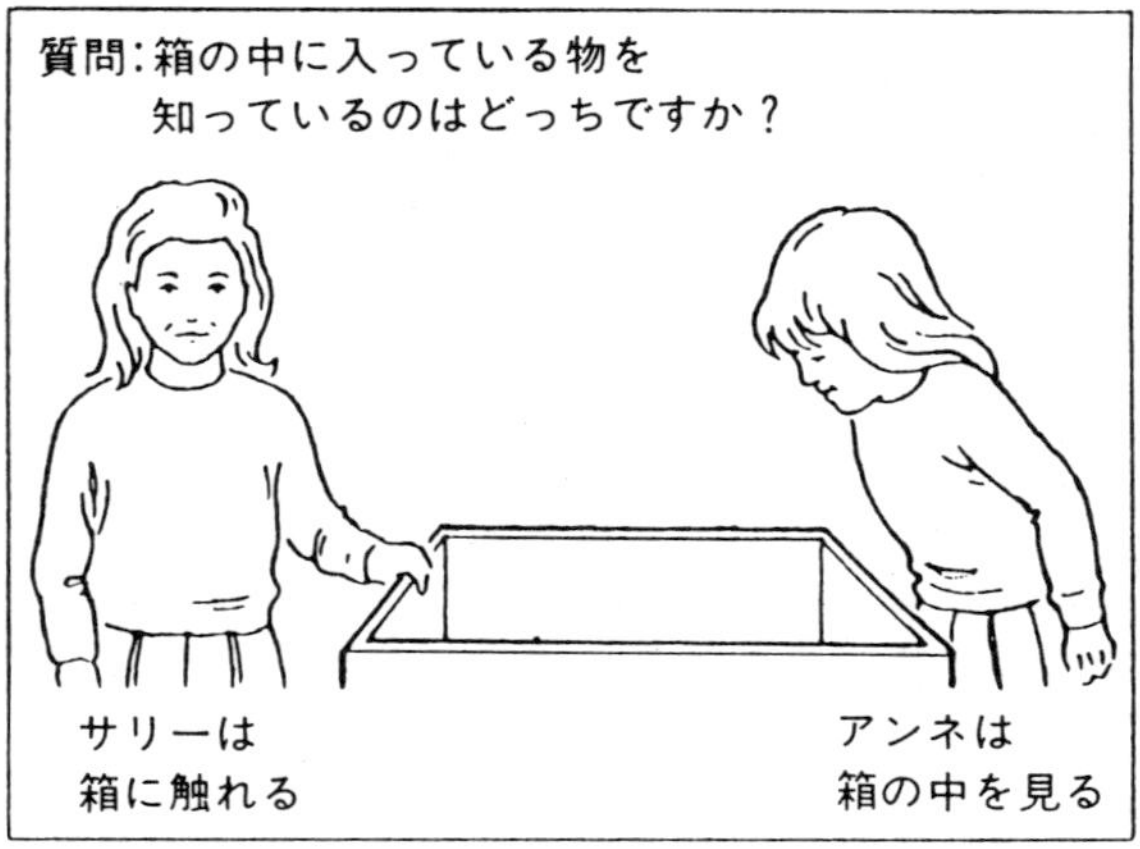
質問：箱の中に入っている物を
知っているのはどっちですか？
サリーは
箱に触れる
アンネは
箱の中を見る

図5・8「見ることは知ることにつながる」テストの図解（Pratt and Bryant 1990より）

欺きについての自然観察的な研究によるものである（Baron-Cohen 1992）。この研究では、子どもは片手の中に硬貨を隠すように求められた。いくつかの試行を通じて、自閉症児は硬貨を見えないようにしておくことができた。しかし、解答者が硬貨のありかを推論する（知る）ための視覚的な手がかりを隠すことができなかった（たとえば空いている方の手を閉じなかったり、隠す動作を解答者に見せながら硬貨を隠したり、解答者が推測する前に硬貨があるところを見せたりした）。知能障害児（自閉症を伴わない）と三歳の正常児では、この種の失敗が非常に少なかった。彼らにとってこの遊びは、硬貨のありかの情報を解答者の心から見えないようにすることができるから楽しいのである。この研究は、自閉症児で欺き遊びに障害があることの追加資料となる（Oswald and Ollendick 1989；Sodian and Frith 1992, 1993）。

正常児の心の理論の二番目の側面は、信念の理解を情緒の領域にも適用できることである。正常児は単純な情緒（幸せや悲しみなど）だけでなく、驚きのような、信念に基づく情緒も認知することができる。このことを自閉症児でテストしたところ、彼らも単純な情緒を認知することはできるが、驚きといった信念に基づく情緒の認知は困難であることが分かった[13]（Baron-Cohen, Spitz, and Cross 1993）。**図5・9**のような写真を見せたとき、自閉症児のほとんどは、幸せと悲しいを、それぞれの写真に対して正しく対応させることができた。しかしかなりの数の自閉症児は、驚きの表情の写真を正しく対応づけることができなかった。彼らはしばしば、口を開いていることに注目して、あくびをしているとか空腹であるなど、非認知的な状態と取り違えた。

いくつかの研究は、情緒の認知的な側面よりも、その予測的な側面について調べている。これらの研究の目的は、自閉症児が情緒を引き起こす原因をどの程度まで理解しているかということ、すなわち、ある原因となる環境が与えられたときにどのように感じるかを明らかにすることである。ハリスその他（Harris et al. 1989）は、三歳から四歳の正常児は、状況によって情緒がもたらされること（たとえば嬉しい状況が幸せを感じさせる情緒をもたらし、嫌な状況が悲しいと感じさせる情緒をもたらすこと）や、欲求によって情緒がもたらされること（たとえば満たされた欲求が幸せを感じさせ、満たされない欲求が悲しさを感じさせること）を見いだしている。また四歳から六歳までの正常児について、信念が情緒に影響をもたらすという理解を見いだしている（たとえば、実際に手に入れる入れないにかかわらず、欲しいものを手に入れようとしていることを考えるときに幸せを感じ、そうでないときには悲しみを感じるということ）。

私は自閉症児に対して、物語の主人公の情緒が状況や欲求や信念から引き起こされたものであるとき、それを判断できるかどうかテストした（Baron-Cohen 1991b）。それによると、彼らは、情緒を引き起こす状況を理解することができた。また主人公の欲求に基づいて主人公の情緒を予測するテストでは、知的障害児と同じ程度の良い成績を示した。しかしながら、主人公の信念に基づいて主人公の情緒を予測するテストでは、五歳の正常児や知的障害児よりもはるかに成績が悪かった。

正常児の心の理論の三番目の側面は、脳が精神的な働きをもつ器官であることを理解することである。一つの実験（Baron-Cohen 1989d）では、脳がどの場所にあるかを自閉症児にはっきり分からせた後で、脳は何のためにあると思うかと尋ねた。彼らのほとんどはそれへの答として、行動に関する役割を述べた（たとえば「脳はあなたを動かさせる」など）。しかし、かなりの口添えを行った後でも、少数の自閉症児しか、心に関する役割（たとえば「考えるため」など）を述べることができなかった。対照的に、知的障害児と五歳の正常児の大部分は、脳のもつ精神的な働きについて述べた（夢を見る、

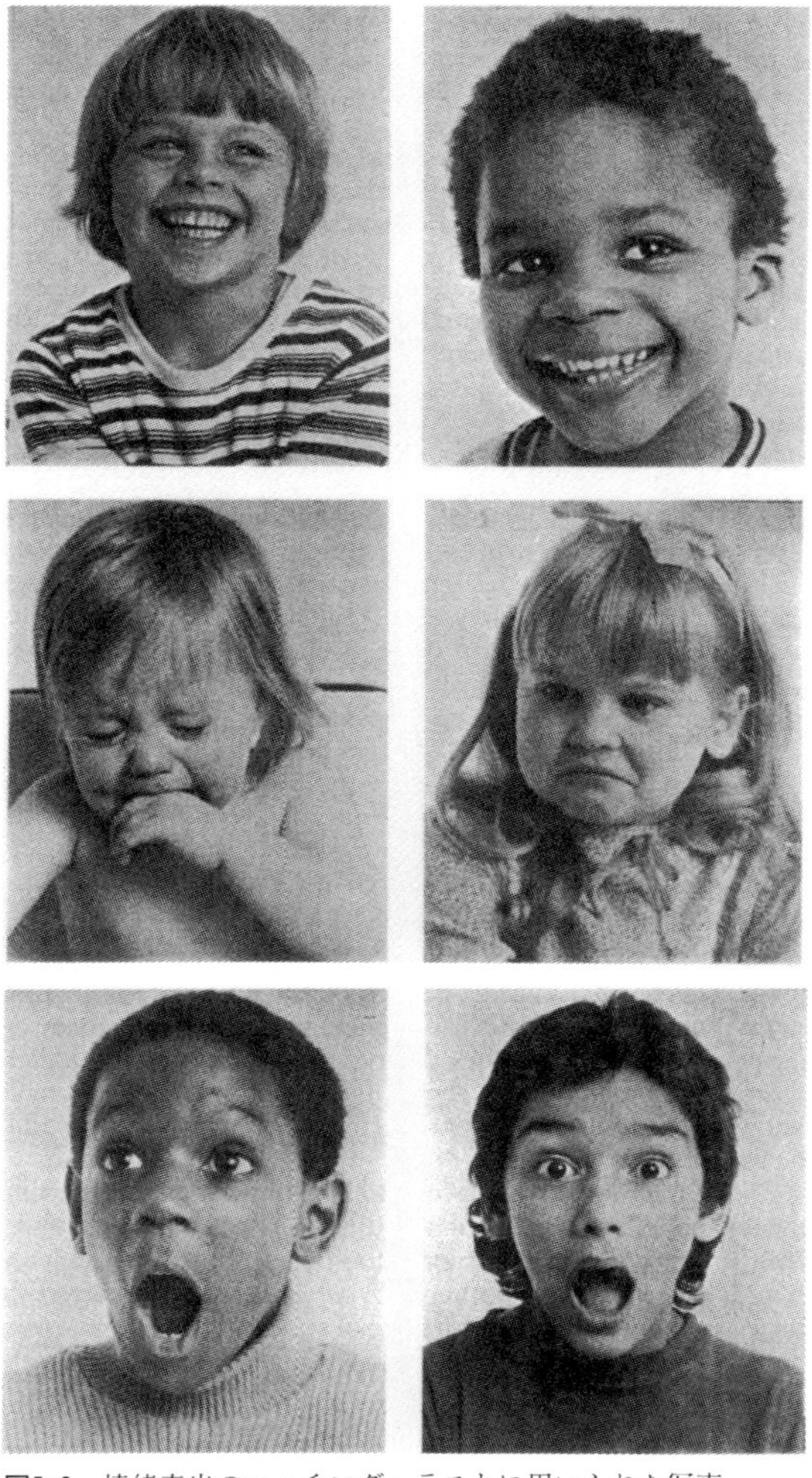

図5・9　情緒表出のマッチング・テストに用いられた写真の例（視覚的な参照のフェアバーン・システム1978より）

記憶する、ものごとを秘密にしておくなど)。

正常児の心の理論でもう一つ基本的な事柄は、心的な実体と物理的な実体との存在論的な違いを理解していることである。ウェルマンとエステス(Wellman and Estes 1986)は、三歳の正常児がこの違いを明確に把握していることを見いだした。私はこの方法を自閉症児に適用した(Baron-Cohen 1989d)。被験児は、一人はある物をもっており、もう一人はある事について考えている(または夢想している、振りをしている、思いだしている)という、二人の主人公の物語を聞かされた。それぞれの物語の後で、被験児に「どの人が〝物〟にさわることができますか?」といった質問によって、どの主人公が物に対して行為を行っているかを判断するように求められた。ほとんどの正常児(それに、ほとんどの知的障害児も)は、物に触っている人が、物をもつことができるなどと指摘することによって、そのテストに正しく答えた。しかし、自閉症児では、少数の者しか正答しなかった。[14]

ToMMに欠陥があるとすれば、自閉症児には外見と実体の区別が困難だろうと考えられる。フラヴェルその他(Flavell, Green, and Flavell 1986)は、岩に見えるようにスポンジが描かれた曖昧な物体を見せられたとき、四歳から六歳の正常児は、それが何に見えるか(岩)ということだけでなく、それが実際には何であるか(スポンジ)ということも正しく述べることを見いだしている。彼らはそうすることによって、その物についての最初の信念(知覚にもとづいている)と、現在の知識を区別しているのである。それでは自閉症児は、このようなテストに対してどのように反応するだろうか。

私はフラヴェルの方法で実験を行って、次のことを見いだした。ほとんどの知的障害児と正常児は、外見に関する質問（「それは何に見えますか？」）と実体に関する質問（「それは本当は何ですか？」）に対して正しく答えることができたが、自閉症児では少数の者しか答えることができなかった（Baron-Cohen 1989d）。形が卵に似ている石など、外見が曖昧な物体を見せられると、自閉症以外の子どもたちの大多数は、「卵に見えるけど、ほんとうは石」などと答えることができた。これに対して大部分の自閉症児は、ほとんど「現象論者」のような間違いをして、「卵に見えます」、「ほんとうに卵です」などと答えた。彼らは、それらの外見的な特徴の知覚に支配され、それらの実体についての知識を考慮することができないように思われるのだ(15)。

フラヴェルその他は、外見と実体との違いについて論じた著書の中で、次のように述べている（Flavell et al. 1986, pp.1-20）。

それは、恐らく私たちの種にもたらされた普遍的な結果である。この知識は、日常の知的な生活や社会生活にとって不可欠なので、正常な人のうちにそれを得ていない者がいることは、ほとんど想像できない。……違いを知ることは、人間が知覚と認識をもつ生物であるということを明らかに知っていることが前提となっているように思われる。……それは、自分自身の心と他者の心についての自覚的知識という、より大きい発達の一部分をなしている。

ほとんどの自閉症児が、もし実際に外見と実体の違いに気づいていなかったり、自分自身の過去の考えが分からなかったり、他人は違った考えをもっているだろうということが分からないとすれば、彼らの世界はほとんどその時々の知覚や感覚によって支配されるだろう。さらに、社会的な世界のほとんどが予測不可能で、恐ろしいものに見えるにちがいない。モデルの観点からすると、自閉症児にとってはSAMとToMMの欠陥が、広範でしかも高度に特異的で予測可能な概念上の結果を引き起こすものと考えられる。ここで論じた結果は、それらのうちのほんの一部にすぎない。これらの欠陥が認知発達に及ぼす影響の全容解明は、今後の研究にまたなければならない。

生得的に目の見えない児童と成人のToMM

目の見えない子どもが完全なSAMをもっていることをさきに論じたが、そうだとすればこれらの子どもでは、ToMMも完全であることが予想される。目の見えない子どもにとっての有効なインプットは、IDを通して入ってくるものだけである。したがって、目の見えない子どもの場合は、SAMの働きが遅れることが予想される。このことから、生得的に目の見えない子どもの一部が、人生の初期において「自閉的な」特徴を示したとしても驚くべきことではない（Hobson 1990；Fraiberg 1977）。SAMの機能のそうした遅れや障害は、明らかに、それらがもつ本来の働きを妨げるものではない。なぜならこれらの子どもの場合、SAMが完全に保たれているからである。目の見えない人のToMMが完全に保たれていることは、これらの人が社会的な相互作用を正常に営んでいることから明らかである。またある特別の証拠が、目の見えない大人とのインタビューからもたらされている。彼は、いくつかの心の概念を定義するように求められ、「気づく（notice）」ということを次のように定義している。

それは、あなたの視覚に入ってくる何かを見るということです。しかし、単にそれを見るのではなく、それを知覚して理解することです。あなたは、この揺り椅子に座ることができますが、その色彩にはまったく気づかないこともあります。それに気づくためには、何かを特別に見なければなりません（Laudau and Gleitman 1985 p.96）。

SAMの使用には、明らかに触覚的な情報に頼る必要があるけれども、生まれつき目が見えず耳が聞こえない重複障害をもつ大人の場合にも、SAMは完全に保たれているはずだ。それゆえそのような場合には、SAMがToMMを引き起こすだろう。次に述べる例は、このような大人によってなされた「見つめること」の定義である。

見つめるということの意味は、おそらく、人や物に驚いたり呆然としたりして見つめるということです。たとえば誰かが、あなたに何か言ったとします。そしてあなたが、その言葉にショックを受けたとします。そのときあなたは、その人を問いただすかのように見つめるでしょう。なぜならあなたは、彼が言ったことが信じられないからです。また、ある物に深く注意を集中して、見つめることもあります。つまり見ているものに心を集中することが、見つめるということです（Landau and Gleitman 1985 に引用されている C. Chomsky の報告［1984］から)。

心の理論が予測しているように、生まれつき目の見えない人の言語には、あらゆる心の状態の用語がみごとに織り込まれている。ところが悲劇的なことに、ほとんどの自閉症児の言語（Tager-Flusberg 1993）や思考には、心の状態に関する用語が欠けているのだ。

第6章　脳はどのようにして心を読むのか

進化生物学の基本的な教義によると、ある種から次の種への突然の質的飛躍ということはありえない。人間の脳は下等霊長類の脳とよく似ている。精神的な機能を働かせる能力は、突然に無から生じたものではない。このような能力は、既に存在したメカニズムが徐々に向上したことによってもたらされたものである。精神的な機能を働かせる能力が脳とどのように関係しているのかを理解するためには、こうした能力の先駆けを動物の中に見定める必要がある（C.Frith 印刷中）。

第4章で述べた理論によると、心を読むシステムは四つの分離したメカニズム、もしくは下位成分から構成されている。IDとEDDは、知覚的なインプットを直接に受容する。SAMとToMMは、脳のより中枢的なメカニズムと対応している。これまで私は、これらの四つのメカニズムを認知的なレベルで論じてきた。認知的なレベルは、本質的には機能のレベルに相当するものである。そしてそれらの特徴は、情報の流れとその処理や表象に関係している。記述の認知的なレベルは、心の働きを解明しようとするときに、科学者がデネットのいわゆる「デザイン・スタンス」を採用するときの仕方にもその例が見られる（第3章を参照）。

原則的に、私が述べてきた心を読むシステムの認知的な記述は、「自然の知能」をもつ個体（たとえばホモ・サピエンス）や、「人工」知能システム（ロボットやコンピューター）の記述でもありうるだろう。その所以は、認知的なメカニズムの記述は本来、情報の流れや情報の処理、そして情報の表象のような事柄にのみ関係しているからである。

さてここで、これらの認知的なメカニズムの存在の実際について語る段階になった。すなわち、デネットのいわゆる物理的スタンスを採用する段取りに達した。実際の人間をいま考察するのだから、心を読むシステムの認知的な特徴が人間の神経システムの中でどのように存在しているかを考える必要がある。したがって「生きた道具（ウェットウエア）」である脳そのものを探る必要がある。脳は、どのようにして私たちに心を読むことを可能にしているのだろうか。

内観する器官

これまで提出されてきたのは、ハンフリー（Humphrey 1986, 1993）の案だけである。彼は、心を読む能力は私たち自身の心の状態を内観するための「内なる目」の進化によるものであると示唆し、次のように述べている。

内なる目をもっていない動物を考えてみよう。その動物は、外界をモニターするための感覚器官と環境に対して働きかける手足をもっている。そして、中枢には洗練された情報処理装置と決定装置がある。しかしその動物は、脳の中で起こっている事柄についてはまったく理解できない。つまり、それは意識のないデカルト哲学の機械である［図6・1参照］。

そこで、歴史のある時点において新しい感覚器官が進化し、その内なる目の視野は外界にはなく、脳そのものに向けられていると想像してみよう。他の感覚器官と同様に、内なる目は部分的で選択的な領域の情報の映像をもたらす。内なる目は他の感覚器官とまったく同じように、その映像が利用者にとって役に立つように進化によって決定されている。つまり内なる目は、「利用者にとってやさしい」記述をすることによって、知りたいことを、彼があらかじめ理解したいと思っているような形で知らせる。このことが、ある種の魔術的な翻訳によって、自分自身の脳の状態を意識的な心の状態として理解させるのである［図6・2を参照すること］。

これらの二つを純粋に行動的なレベルで比較すると、意識をもたない動物と意識のある動物はほとんど区別がつかないことになる。どちらも非常に知的で、情動的な行動や気分、感情などを示すだろう。しかし、意識をもたない動物では、脳が自動操縦的に勝手に働いて行動が生じる。これに対して意識のある動物の場合は、すべての知的な活動は、そこに含まれている思考過程についての気づきをともなっている。つまり、すべての知覚が感覚をともなっており、すべての情動が感情を

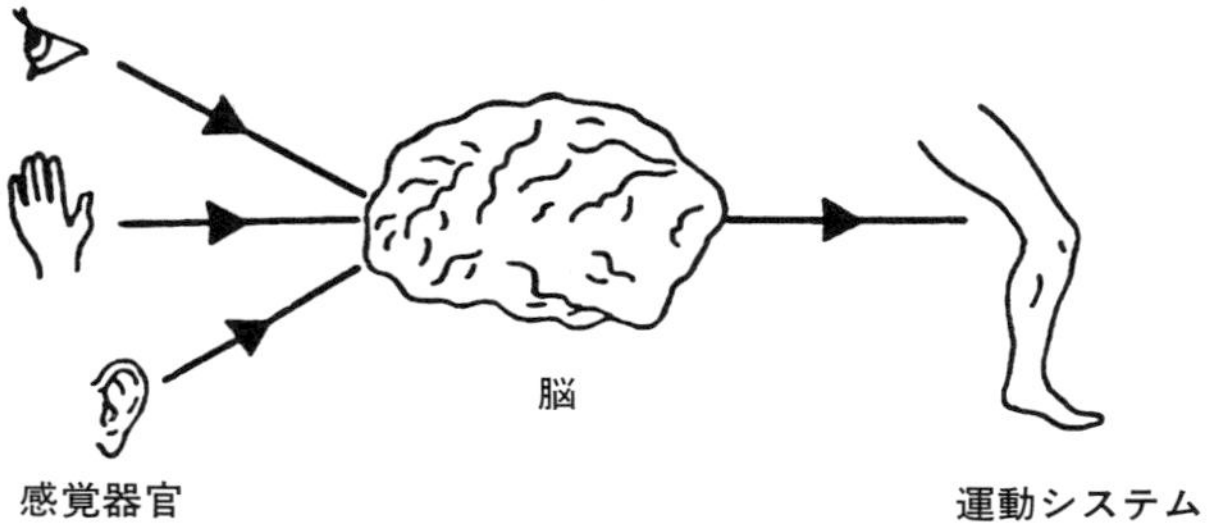

図6・1　洞察を欠いた実態についてのハンフリーのダイアグラム（Humphrey 1993より複写）

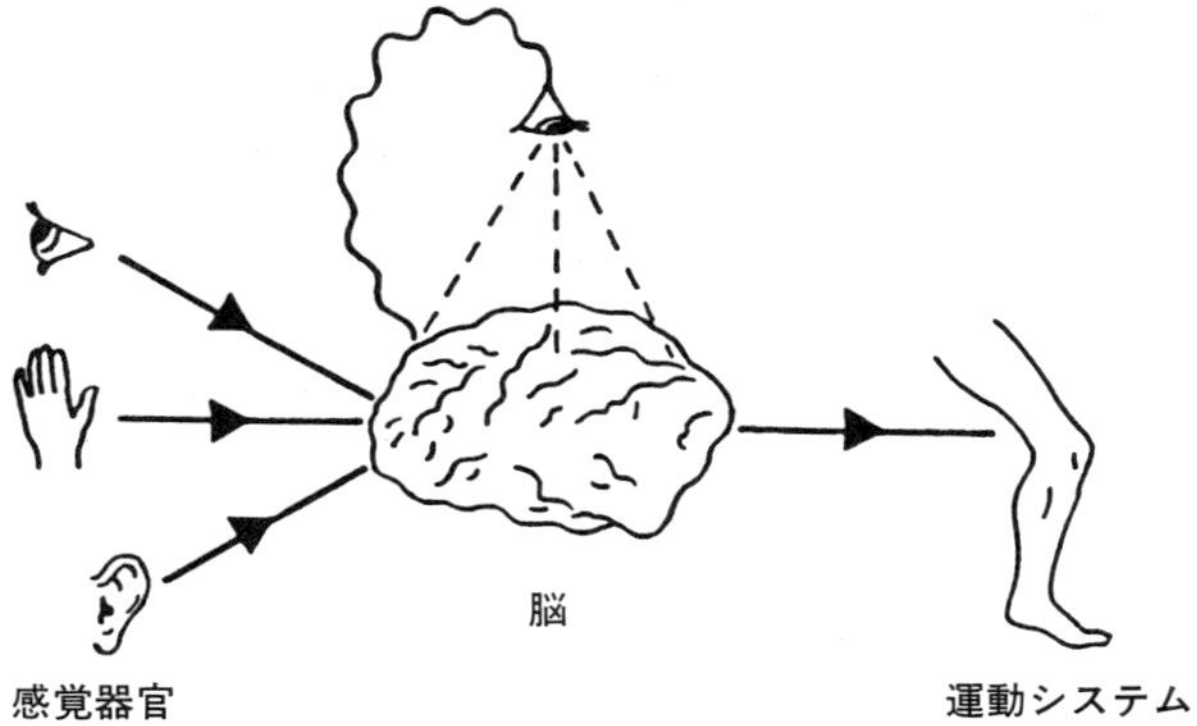

図6・2　洞察を所有している実態についてよハンフリーのダイアグラム（Humphrey 1993より複写）

ともなっている。(Humphrey 1986, pp.39-40)

ハンフリーの提案は、多くの直観的な感覚を認めている。私たちは、自分自身の思考や感情に気づいており、「内なる目」がこの気づきに関係している。私たちは他の動物がこのような気づきをもっていると信じたがらないので、ハンフリーの進化論的な物語はもっともらしいと考えられる。しかしここで、少しだけ神経科学的な説明をしておくのがよいだろう。

この章で私が述べる神経理論は、心を読むシステムが上側頭溝、眼窩前頭葉皮質、扁桃核を含む三つの部分の脳の回路で同時に起こるというものである。この理論はそれ以前の研究にもとづいているの(Baron-Cohen and Ring 1994; Brothers 1990)。いまの時点では、この理論は憶測による試み的なものに過ぎず、実際の証拠との間に多くのギャップがある。それにもかかわらず、進化論的な心理学と認知的な神経科学の一つの実践として、心を読むシステムが脳のどの部位にあるのかということを自分自身に対して少なくとも問題として課すべきであると感じている。私は、心を読むシステムのそれぞれの認知的な成分の場所を議論してゆくことによって、この神経回路を明らかにしたいと思っている。まず最初に、ＥＤＤとＴｏＭＭの脳の基礎について考える。なぜなら他の二つのメカニズムに比べると、これらのメカニズムに関する脳の基礎については、より多くの証拠が見いだされているからである。

ＥＤＤと脳

現時点における証拠から、ＥＤＤは上側頭溝（ＳＴＳ）と扁桃核に局在しているように思われる。**図6・3**と**図6・5**はこれらの脳の領域を表している。これらについての証拠は、次のようなものである。

最初の証拠は、一九八〇年代の初頭に多くの研究者が、「顔」細胞を含むと考えられる皮質を側頭

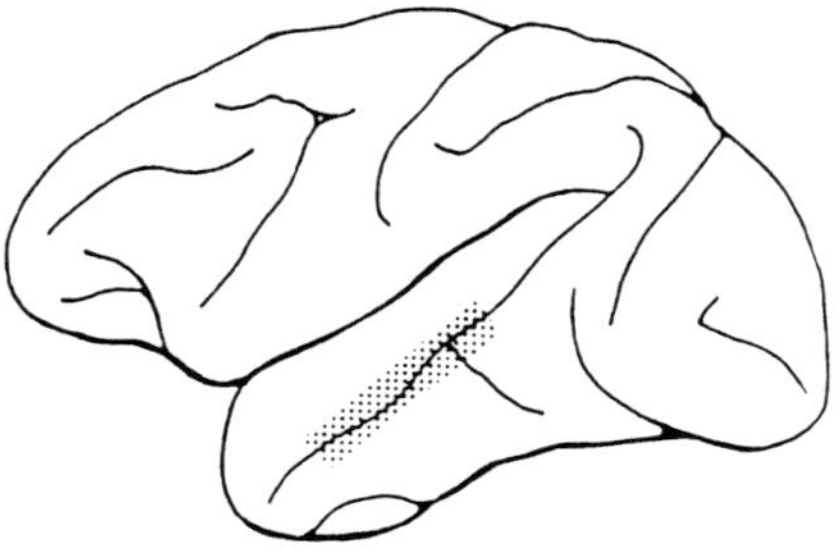

図6・3　上側頭溝（Brothers 1990より改写）

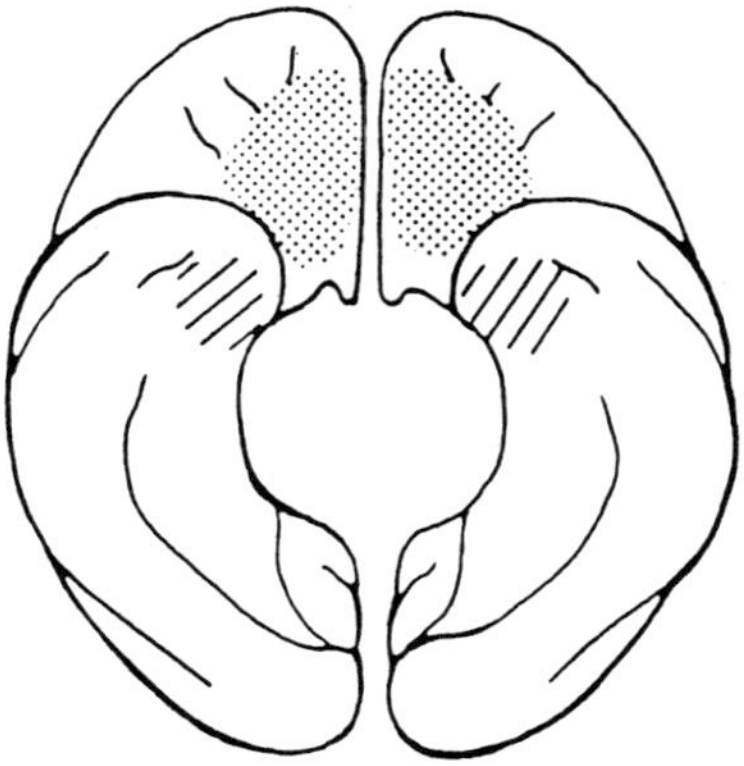

図6・5　斑点部は眼窩–前頭皮質領域、斜線部は扁桃領域（Brothers 1990より改写）

葉に見いだしたことである（Bruce, Desimone, and Gross 1981；Perrett, Rolls, and Cann 1982）。この研究では、動物（通常はサル）が顔を見ているときの脳の電気活動が測定された。その結果、これらの細胞には隣接する皮質細胞よりも有意に多い発火や、他の刺激のときよりも大量の発火が見いだされた。その後ペレットと共同研究者（Perrett and co-workers 1985, 1990）は、視線に対して選択的に反応すると思われる特殊な細胞を上側頭溝の中に見いだした。たとえば上側頭溝内の細胞集積体であるM047は、動物が他の動物の目を見ているときに、より多く発火することが見いだされている（図6・4）。上側頭溝におけるその他の細胞は、反対のパターンを示すことが明らかにされている。ペレットと共同研究者は、視線に対して反応する細胞を「他者の注意の状態に反応する細胞」と呼んでいる。そしてこれらの細胞が、他者が「自分を見ている」かどうかを検出するための主要な働きをするだろうと示唆している。第4章で私が述べたモデルでは、これらの細胞はEDDの原始的な機能（SAMと結びつく前の機能）に相当するものである。

EDDが上側頭溝の中に局在しているという第二の証拠は、後天的な脳障害をもつサルや人間の研究によってもたらされた。たとえば、サルの脳の上側頭溝の損傷は、視線を弁別する能力を損なう（Campbell et al. 1990）。同じことは、相貌失認（この疾患は、表情の情報処理の仕方に患者によりさまざまな影響をもたらす）患者にも見られる（Perrett et al. 1991；Campbell et al. 1990；Heywood and Cowey 1991）。

EDDが上側頭溝と扁桃核の間の回路にあるという見解は、扁桃核の中央および側方核が顔に対し

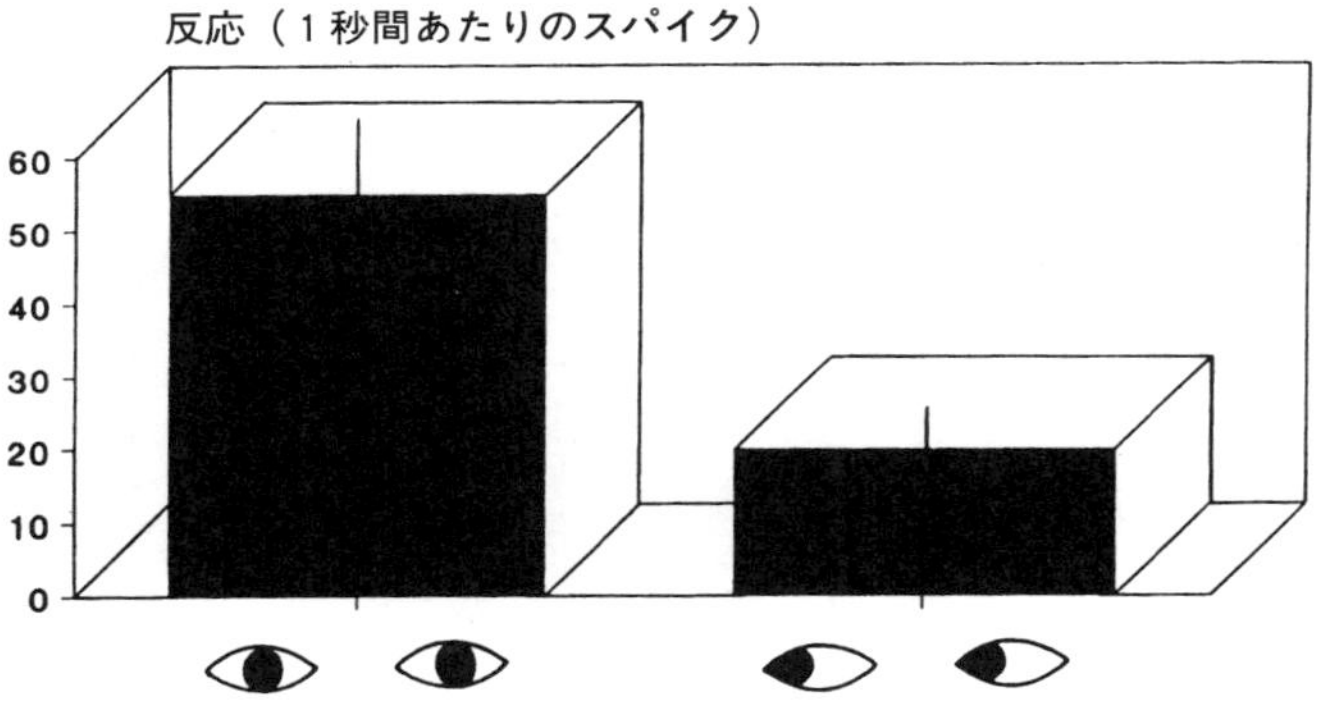

図6・4　M047を示唆するデータ。サルの脳の上側頭溝にある細胞の集合体は、他の動物の目を見ている時に有意に多く「発火」する（単一細胞記録による）。（Perrett and Mistliw 1990より改写）

て敏感な細胞をもっているということ（Leonard et al. 1985；Nakamura, Mikami, and Kubota 1992）や視線に対して敏感な細胞をもっていること（Brothers, Ring, and Kling 1990）からも裏付けられている。もちろん扁桃核の細胞は、顔の情緒的な表出に反応するといった働きもしている。しかしここでは、ＥＤＤに関連する証拠について考えることにする。もちろんＥＤＤが上側頭溝と扁桃核にまたがる回路の中の二つの領域に存在すると考えるからには、脳のこれら二つの領域を結ぶ中心となる神経結合が不可欠である。神経解剖学的な研究から、上側頭溝から扁桃核の側方核にかけてこうした結合が存在することが証明されている（Aggleton, Burton, and Passingham 1980）。扁桃核に損傷（障害）をもつ動物についての最近の研究は、この損傷が社会的な知覚の困難をもたらすことを示唆している（Kling and Brothers 1992）。

　これまで考察してきた証拠は、ＥＤＤの神経学的な基盤をはっきりと示唆している。しかしＳＡＭの局在性の証拠については、それほど明確になっていない。これまでのモデルによると、ＥＤＤはＳＡＭと結びついており、ＳＡＭはＴｏＭＭと結合していると考えられる。ＴｏＭＭがその回路の第三の領域、すなわち眼窩前頭葉皮質（ＯＦＣ）に局在していると考えられる証拠がある。上側頭溝から眼窩前頭葉皮質への直接のインプット（Barbas 1988）と、扁桃の中央核構造から眼窩前頭葉皮質への直接のインプット（Aggleton 1985；Van Hoesen 1981；Porrino, Crane, and Goldman-Rakic 1982；Amaral and Price 1984）が確かに存在している。

ToMMと脳

ToMMの局在性を明らかにするために、最初に眼窩前頭葉皮質に関する証拠について述べることにする。**図6・5**に示すように、眼窩前頭葉皮質は前頭葉の腹側面にある。これは、神経学者のブロードマン（Brodmann 1925）が、人間の「脳地図」において10〜14の領域とした部位に相当する。

最初の証拠は、眼窩前頭葉皮質に後天的な障害をもつ患者からもたらされた。イニシャルからEVRと呼ばれる患者のことは、神経学者のエスリンガーとダマジオ（Paul Eslinger and Antonio Damasio 1985）によって報告された。EVRが三十五歳のとき、その眼窩前頭葉皮質に癌（髄膜腫）が発見された。手術によって右側の眼窩前頭葉皮質のすべてと左側の眼窩前頭葉皮質の一部が除去された。当然のように、隣接領域に何らかの障害が生じた。手術の前は、EVRは社会的に正常であり、仕事も真面目で家族ともうまくいっていた。しかし手術後は、家族の者や彼をよく知っている人が述べているように、彼は社会的な判断を失ってしまったかのように振舞った。エスリンガーとダマジオは、こうした症状に対して「後天的な社会病質」という語を用いている。同じような損傷をもつ他の患者も、同じ症状をもっているように思われる（Ackerley and Benton 1948 ; Damasio, Tranel, and Damasio 1990）。「社会的な意味」の理解や社会的な判断には、ToMMが必要であると思われる。したがってこの神経学的な証拠は、ToMMが眼窩前頭葉皮質に局在するという考え方と少なくとも矛盾しない。眼窩前頭葉皮質に損傷をもつ他の患者は、ToMMに関するテストで低い成績を示した

(Price et al. 1990)。同じように、眼窩前頭葉皮質に障害を受けた患者は、ToMMを必要とすると考えられる語用論テスト(Kaczmarek 1984; Alexander, Benson, and Stuss 1987)において低い成績を示した(Baron-Cohen 1988; Happé 1994; Roth and Leslie 1991; Tager-Flusberg 1993)。またこのような患者は、「自分の病状に気づいていない」ように思われた(Damasio and Tranel 1988)。このことも、彼らが内省能力を欠いていることを示唆している。

ToMMが眼窩前頭葉皮質に局在するという第二の証拠は、神経の画像研究によってもたらされた(Baron-Cohen, Ring, Moriarty, Schmitz, Costa, and Ell 1994)。この研究では、多くの正常成人のボランティアがベッドに横たわり、SPECT(1)脳スキャナーによって頭部を撮影された。被験者は、ヘッドホーンから流される言葉を聞くように求められた。とりわけ心について述べた言葉や、心が行うことができる言葉(たとえば考える、知る、振りをする、想像する、希望する、恐れる、記憶する、計画する、試みる、欲する、夢みる、など)を聞くように求められた。これらの心の状態は、被験者に注意深くそれらを検出させるために、他の言葉と混在させてランダムに提示された(被験者はすべて正常成人で、心を読むことができるため、この課題は容易だった)。比較研究として、同じ被験者が新しい言葉のリストを聞くように求められた。ここでは、身体に関する言葉と身体が行うことができる言葉を選択した。これらの言葉は、歯、血、歩く、顔、爪先、食べる、である(今回は、心の状態に関する言葉は含まれていなかった)。その結果、被験者が心の状態に関する言葉を選択したときに、他の前頭葉の領域に比べて、眼窩前頭葉皮質の活動性が上昇した(血流量が増加した)。この結果は、左前頭部の極と比較して、特に右側の眼窩前頭葉皮質において顕著だった。このテストはＴｏＭＭの一つの特徴を見たものではあるが、ＴｏＭＭが眼窩前頭葉皮質に局在しているという先の証拠と一致している。

最後の証拠は動物実験によってもたらされた。ここでは、眼窩前頭葉皮質の損傷が社会的な地位の損失や社会的な行動の変化を導くことを証明している（Butter and Synder 1972）。これとは対照的に、前頭葉の他の部位の損傷は、実験動物にそのような著しい社会的な変化をもたらさなかった（de Bruin 1990）。

ＩＤおよびＳＡＭと脳

眼窩前頭葉皮質＝上側頭溝＝扁桃核回路を心を読むシステムの座と考える場合、私は、第4章で述べたように心を読むシステムの四つの重要な要素の一つであるＳＡＭについては、特定の場所を明らかにしなかった。その理由は、現在の時点では他の二つのメカニズムとは対照的に、どこにこの特定の要素が位置するかということの手懸りが少なすぎるからである。ＳＡＭは、ＥＤＤと機能的に密接に結びついている上側頭溝に支えられていると考えられている。しかし、この点は将来の研究課題である。(2)

ＩＤが上側頭溝の中に局在することを示唆するいくつかの証拠がある。これもペレットその他

(Perrett et al. 1991)によって行われた単一細胞記録研究によってもたらされたものである。彼らは、行為者が何かをしているのを動物が観察するとき、上側頭溝内の特殊な細胞が有意に頻繁に発火することを見いだした。これは、IDの働きによるものと考えられる。IDでは、あらゆる行為の検出が行為者に対して目的や欲求を帰属させている。またペレットと共同研究者は、皮質の同じ領域に自力推進的な動き(たとえば動物が何かに手を伸ばす)に対して反応する細胞が存在することを見いだしている。IDを引き起こす刺激の特徴の中で、自力推進的な動きは、目的や欲求という観点から解釈される重要な特性をもっている。

最後に、第4章で述べたように、成人の脳障害患者による証拠がある。彼らには、IDの重要な働きである行為者と非=行為者を弁別する能力が損なわれている(Warrington and Shallice 1984)[3]。

自閉症と脳

ここでは、眼窩前頭葉皮質=上側頭溝=扁桃核回路の損傷やある種の障害が自閉症をもたらす可能性について、考えることにする。なぜなら、この回路は心を読むことに専門的に関与しているからであり、また自閉症児は心を読めないからである。

現在の時点では、自閉症における脳障害の部位はそれほど分かっていない。自閉症に脳障害があることに関しては、論争の余地がない(Bailey 1993)。しかし、その部位については相反する証拠が多く、はっきりとしたことは分かっていない。つまりいくつかの研究は、ある自閉症患者のある部位に障害を見いだしているのだが、別の研究は、別の自閉症患者でまったく違った部位に障害を見いだしているという具合である。

次に私は、自閉症が眼窩前頭葉皮質＝上側頭溝＝扁桃核回路[4]のあるポイントの故障によってもたらされるという考え方と一致するこれらの研究を強調しながら、自分の考えを述べることにする。いくつかの研究は、前頭葉の機能不全の証拠をあげている（Piven et al. 1990；Horwitz et al. 1988）。他の研究は、側頭葉の機能不全をあげている（DeLong 1978；Hauser, DeLong, and Rosman 1975）。さらにまた他の研究は、扁桃核の機能不全をあげている（Bauman and Kemper 1985, 1988）。これらの研究は、もちろん私のモデルと非常に一致するものである。しかし、その証拠はそれほど整然としたものではない。たとえばこれらの研究は、前頭葉や側頭葉のどの領域に損傷や障害があるのかを特定していない。これに対して私のモデルは、ある程度正確に、その領域を眼窩前頭葉皮質と上側頭溝であると特定している。また、その異常が私が示唆した回路には存在しないとする研究もある。[5]したがって、これらの異常が心を読むシステムにとって中核的なものであるかどうかを明らかにすることは、困難ではあるが重要な課題である。

私は、自閉症の脳障害の局在に関する従来の研究が正確さを欠いた理由として、次の二点を考えている。その一つは、それらの研究が仮説に導かれたものでなく、この章の最初に述べた単一細胞記録研究で用いられたような肌理《きめ》の細かい方法を用いていないことである。その二つは、回路の異なる部位のさまざまな損傷によって自閉症のさまざまな下位グループが構成されていることである（Baron-Cohen and Ring 1994）。

これらの脳の三つの領域における損傷の影響に関する研究から、私たちはそれぞれのタイプの障害によってもたらされる異なる症状の組合せを予測することができる。たとえば眼窩前頭葉皮質が障害された場合には、典型的な眼窩前頭葉皮質症状が予測される。つまり社会的な判断の障害、「利用」行動（患者は、そのものの使用が文脈的に不適切なときでも、それを抑制できない）、異常な言語の使用、攻撃性の減少、無関心、危険の認識の減少、過剰な匂い嗅ぎ、過度の活動性などである。これらの症状はすべて、眼窩前頭葉皮質の損傷の結果であることが実証されており（Baron-Cohen and Ring 1994）、自閉症にも共通して見られるものである。

扁桃核に障害がある場合には、社会的な知覚の異常、刺激に対する情緒的な意味づけの失敗、攻撃性や恐れの減少、かかわり行動の減少といった典型的な扁桃核症状を見ることができる。これらの症状のすべては、扁桃核に損傷をもつ患者において明白である（Kling and Brothers 1992）。またこれらのすべては、自閉症にも共通して見られるものである。最後に上側頭溝に損傷があるときは、EDDの欠陥だけでなく、それに関連する顔の情報処理課題における欠陥をもたらすと考えられる。また、側頭葉の障害の程度によっては、言語の困難が生じると考えられる（ウェルニケ領域と呼ばれる言語＝理解の中枢もまた側頭葉にあることによる）。これらの問題も自閉症に共通している。

「社会的な脳」の考え方

非常に重要な論文の中で、レスリー・ブラザーズ（Leslie Brothers 1990）は、脳を「社会的な脳」と考えるべきであると提唱している。つまり脳や脳の一部は、個体が社会的な世界を理解したり社会的な世界に反応することができるように進化してきたというのだ。ブラザーズの考え方をごく単純に言えば、他の動物の情緒的な状態や個体認識（顔や声）とか、自分自身や他の動物に対する行動（社会的な集団に参加したりそれによる利益を享受するための行動に関与すること）を認めたり、それらに反応する者として脳に特別の回路が見いだされるだろうという予想は、充分に筋の通ったものだということである。その後の論文（Brothers and Ring 1992）で彼女はこの考え方を拡大し、「社会的なモジュール」の存在を示唆している。この考え方は、私がこの本の中で展開してきた心を読むモデルとどのように関係しているのだろうか。

第一に考えられる可能性は、私が間違っているということである。つまり、心を読む特別のシステムなどはなく、より普遍的な社会的なモジュールだけが存在するということである。私としては、この可能性は正しくないと思いたい。なぜなら前の章で示した自閉症の証拠によれば、自閉症では社会的な情報処理のある特徴（とりわけＥＤＤのいくつかの基本的な側面であるＩＤと、ある程度の顔の情報処理スキル）は完全に保たれているが、社会的な情報処理の他の側面（とりわけＳＡＭとＴｏＭＭ）が大きく障害されているからである。このような解離は、心を読むシステムがある程度、社会的な理解の他の側面から独立したものであることを示唆している。

二番目の可能性は、心を読むシステムが社会的なモジュールの一部であるということである。私にとって、これは正しいに違いないと思われる。つまり心を読むことは、社会的な環境の中で用いるためのシステムである。この点に関しては、私のモデルとブラザーズのモデルの間に何の不一致もない。むしろ、さまざまな神経病理学的なケースが詳細に研究されてくるにつれて、社会的な脳に異なった神経認知的な機能障害のパターンが存在する可能性が明らかになってくるものと思われる。同じように、社会的な脳の高次機能の異常も発見されるものと思われる。これはウィリアムズ症候群（遺伝的にカルシウム代謝が障害されており、その結果言語や顔の情報処理や心を読むスキルは問題ないのに、認知的スキルのパターンは貧弱である）の子どもたちに相当するものだろう。社会的な脳に関する心理学的および神経生物学的な特徴の全容を解明することは、将来の重要な課題である。(6)

第7章　目の言語

人混みの列車の中に入ったとしよう。君は空いた座席を見つける。人混みをかき分けてそこに座る。君は本を取り出し、そこにゆったりとくつろぐ。旅の間、誰かが君を見ているような感じがすることに気づく。そこで君は、誰が自分を見ているのか確かめるために客車の中を見回す。君が、この見知らぬ人と目を合わせるやいなや、彼は目を逸らしてしまう。この現象は非常に注目すべきことである。というのは、君がすでに他の活動を行っているとしたなら、誰かが君を見ていたことをどのようにして知ったのか、ただちに自明ではないからである（Baron-Cohen 1994a）。

心を読むシステムのモデルについて再度考えてみると、ＥＤＤの存在が際だっていることが分かる。(1)もちろん、ＥＤＤは心を読むシステムにおいて最も重要な要素でないことは既に述べた通りである。最も重要な要素はＳＡＭである。（子どもが正常な手段でＳＡＭを発達させることができなかったとき、どのようなことが生じるかを考えてみよう。この場合は、自閉症が高い確率で生じる。）しかしＥＤＤには特別の何かがある。この章では、この何かについて考えてみることにする。

繰り返しになるが、EDDは視線の検出器である。検出器という呼び方は、決して優雅な感じやロマンティックな印象を与えない。実際のところ冷たい、幾何学的な、杓子定規な響きがあり、感情を欠いているような印象を与える。しかし、EDDのメカニズムとそれがどのように用いられるかをより詳細に見ていくと、そこにはこのような形容詞とは逆の形容詞が当てはまるように思われる。

EDDの進化

第4章で概説したように、EDDの最も原始的な働きは、他者の目があなたに向けられているかどうか識別することである。この一見したところ単純な計算は、重要な情緒的価値をもっていると思われる。他者の目があなたを見ていることに気づいたとき（**図7・1**）、あなたの心臓は激しく鼓動しはじめる。このような生理的な覚醒は、脳の電気活動や深部の脳幹の電気活動によって測定することができる（Wada 1961；Nichols and Champness 1971）。

他者が自分を見ていることに対して過敏になるのには、進化論的な観点からすると意味がある。なぜならこれは、他者が自分に攻撃を仕掛けようしていることや、何か別の理由で自分に関心を示しはじめていることに気づかせる最良の「初期警告システム」だからである。動物の世界におけるEDDの進化について考えてみると、そのことがいっそうはっきりする。多くの捕食者は、かなり離れたところからでも獲物をはっきりと見ることができる。ライオンは、一マイルも離れたところからでも獲物を発見する。[2] 鷹も鋭い視力をもつことで知られている。その視力は、人間が両目で見たときの八倍にも相当すると考えられている。他の多くの鳥も、鋭敏な視力をもっている（鳥がかなり高いところから獲物に対して襲いかかることからも、このことが分かる）。一方、他の動物は、かなり低い視力しかもっていない（たとえば象やサイは百フィート程度の距離しか見ることができない）。このように、略奪者の視力にはさまざまな違いがある。しかしそれにもかかわらず、犠牲者の立場からすると、あたかも自分を見ているかのような他者の目に反応する警告メカニズムを、進化がもたらした理由は想像できる。[3]

下等動物のEDD

ＥＤＤの誕生は、進化の歴史でどれくらい古いのだろうか。ＥＤＤは、系統発生的に少なくとも鳥類や爬虫類までさかのぼることができるという証拠がある。たとえばリストー（Ristau 1990, 1991）は、千鳥が視線に対して敏感であるかどうか、また脅威として彼らに向けられた視線に反応するかどうかに関して、巧妙な実験を行った。千鳥は、彼らが巣をつくっているロングアイランド・ビーチの砂丘で観察された。リストーは、この実験において二人の人間の侵入者を用いた。一人は砂丘の方を見ており、もう一人は海の方を見ていた。それぞれの侵入者は、砂丘から十五ないし二十五メートル離れた海岸線に沿って、同じ経路を行ったり来たりした。実験は、母鳥が巣で卵を抱いているときに始められた。その結果リストーは、侵入者が海の方を見ているときに比べて砂丘の方を見ているときの方が、千鳥は巣から出てを巣を離れていることを見いだした。そして巣から離れているのは、親鳥が侵入者を巣から遠ざけさせるためであると解釈された。リストーはこの結果を、千鳥は侵入者が彼ら（ないしは、彼らの巣）を見ているかどうかを検出する能力をもっており、脅威として向けられた

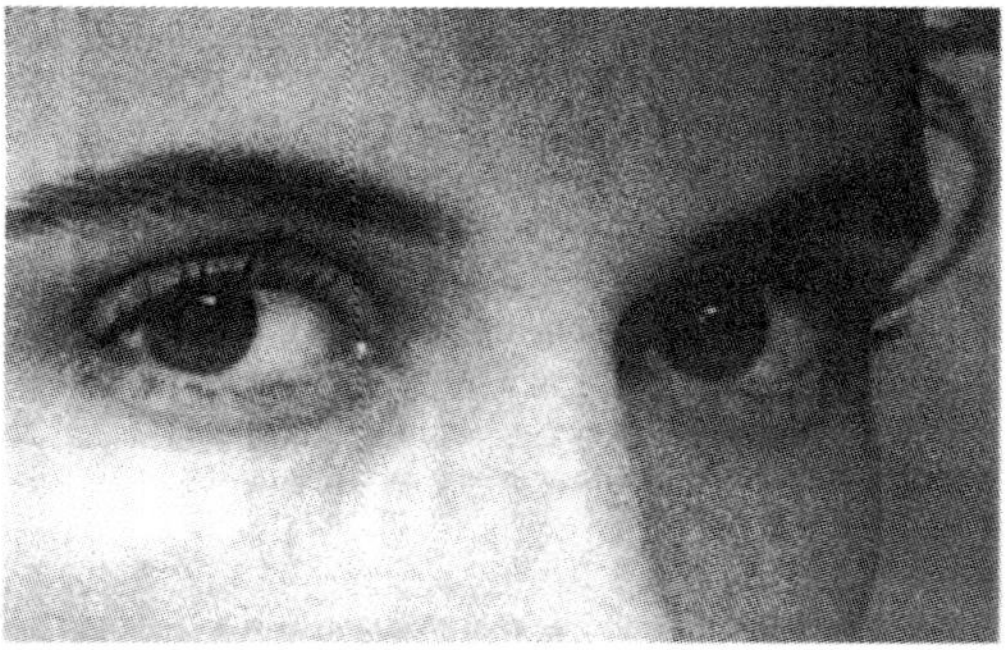

図7・1　直接あなたを見ている目

注視に対して反応できることの証拠であると解釈している。[4] さらにスケーフ（Scaife 1976）は、ホワイトレグホンの雛鳥が二つの追跡する目の形に対して最大級の回避反応をすることを見いだしている。またブレスト（Blest 1957）は、蝶の翅についている丸い目の形が、彼らを襲う鳥に回避反応をもたらすことを見いだしている。

ヘビも、潜在的な脅威の手がかりとしての視線に対して、非常に敏感なことが報告されている（Burghardt 1990）。たとえばハナダカヘビを約一メートルのところから侵入者が直接見た場合、ヘビは進入者が視線を逸らしたときよりも長い時間「死んだふり」をする。雛鳥も、人間に凝視されているときの方が、そうでないときよりも長い時間じっとしている（Gallup, Cummings, and Nash 1972）。このような緊張性の不動現象は、トカゲ、ガザミ、アヒルなどでも報告されている。[5]

哺乳類と霊長類のＥＤＤ

ほとんどの哺乳類と霊長類は、目に対して緊張性の不動反応はしないが、回避反応や恐怖反応を示す。たとえばカニクイザル（macaque）は、アイコンタクトのない顔の写真スライドに対してよりも、アイコンタクトをしている顔の写真スライドに対して視線を回避する（Keating and Keating 1982）。また、顔を横に向けて視線を逸らしている絵に対してよりも、正面を向いてアイコンタクトをしている絵に対して、より大きな情緒的な反応を示す（Mendelsohn, Haith, and Goldman-Rakic 1982）。さらにペレットとミストリン（Perrett and Mistlin 1990）は、カニクイザルのなだめ行動（唇をピチャピチャさせたり、歯をカチカチさせる）が、視線の角度と頭の位置によって調節されていることを示した。つまり、なだめ行動は人間が顔を後方に向けたときよりも人間の顔がサルを直接見ているときに、より頻繁に示されたのだ（このことから、なだめ行動は恐怖を意味している）。

相互の注視、とりわけ互いににらみあうことは、人間以外の多くの霊長類では嚇しの表現である。成体雄のヒヒやカニクイザル、多くの他の旧世界サル類、それに類人猿は、相手を嚇すためにアイコンタクトを用いたり、相手のアイコンタクトに対して嚇し反応をする（Hall and Devore 1964；Schaller 1964；Altmann 1967；van Hooff 1962）。チャンス（Chance 1967）は、二匹の動物が互いに嚇し合っている場合、その争いは一方が目を逸らしたときに終了すると述べている。チャンスはこれを「視覚の遮断」と呼んでいる。つまり、直接見つめることでもたらされた生理学的な覚醒を低減させる働きをしているのかもしれないというのだ。

あなたを見ている他の動物が、必ずしもあなたから嚇しを検出しているわけではない。あなたに関心があることを伝えるという向社会的な意味をもつ場合もある。たとえば、旧世界サルと類人猿では、毛づくろいや挨拶、遊びの一部としてアイコンタクトを用いている（van Hooff 1962）。もちろん、EDDのようなメカニズムの使用は種によって異なる場合があるので、注意しなければならない。つまり、さまざまなサルと類人猿の間でEDDの働きが異なっているということも考えなければならない。たとえば、ド・ワールの観察によると、チンパンジーは相手がアイコンタクトをしたとき完全に和解的な態度をとるが、アカゲザルはこれと正反対の行動をする。「人間も類人猿も緊張する場面ではアイコンタクトを回避し、アイコンタクトの中に和解のチャンスを探す。これとは対照的に、アカゲザルはいがみ合っている最中に、互いの目をまっすぐに見る。そして、優勢な方は相手をしっかりにらみつけることによって威嚇する。アイコンタクトが長引くことは、コミュニケーションにおいては不吉な前兆を意味する。したがって、友好的な接近をするときや宥和を求めるときは、慎重に視線をそらする方が理にかなっている」(de Waal 1989, p.114)。

EDDとSAMの機能――両者は同じものを見ているのか?

これまで私たちは、二者のアイコンタクトについて、すなわち二匹の動物が互いの目を直接見ているときに互いの目をそのまま探り、それに対して反応することについてのみ考察してきた。しかし、両者が同時に互いを見ているかどうかを検出するためのより複雑な機能については、どうだろうか。このことについては、第4章でSAMがEDDによって構成されていることに関連して論じておいた。EDDの能力は、他の動物が食物の在処、敵、仲間、略奪者といった大切な事柄を探りあてているかどうかを発見する上で、重要なものである。ここでは、あなたが他の動物が見ているのと同じものを見定めることができるだけでなく、動物が何を見ていのたかをあなたが知っているということを、動物も認めているかどうかについて考えてみる。高等霊長類ではEDDがSAMと結びついているので、動この付加的な機能をもつことができるものと思われる。たとえばチンパンジーも人間も、それまで見ていた場所に隠された物を探すために、他者の視線を利用したり（Menzel and Halperin 1975）、食べ物の在処から他者の注意を逸らすために注視を用いたりすること（Byrne and Whiten 1991）が観察されている。チンパンジーは、他のチンパンジーと同じ方向を見ることも報告されている。このような注視のモニタリングは、ヒヒにも見られる（Cheney and Seyfarth 1991）。しかし他の霊長類における注視のモニタリングが、人間のそれと同じものであるかどうかは明らかでない[6]。

注視のモニタリングの主な利点は、他の動物が何か関心のある事柄を発見したかどうかを明らかにすることにあると思われる。これに対してゴメス（Gòmez 1991）は、高等霊長類にはＥＤＤの別の機能が存在することを示唆している。つまり高等霊長類は、単に目は見る働きをしているということを理解しているだけでない。たとえばある動物は、一頭では解決できない課題について他の動物の援助を求めるなどの基本的コミュニケーションにおいて、「注意のコンタクト」が必要なことをも理解している。

最後にチャンス（Chance 1956, 1967）は、霊長類の場合には、視線が社会的な構造を表現することを指摘している。たとえば幼児は母親に注意を向け、母親は仲間に注意を向け、仲間はより支配的な雄に注意を向けるといったように、社会的に目上の者に注意を向けるのである。チャンスが「注意の構造」と呼んでいるこの行動は、頻繁に攻撃的関わりをすることなしに、安定した社会的な階級を維持する働きをしている。つまり誰がグループのメンバーに対して敬意を払うべきか、誰が脅威的でないか、誰が誰と同盟を結んでいるかということを、即座に非言語的にモニターする機能をもっている。このように、注視はグループにおける社会的な地位を敏感に表現する。このような情報は、既存の階層秩序をかき乱すのを回避する方法として非常に重要である。なぜなら秩序のかき乱しは、それへの報復の危険もはらんでいるからである。

霊長類におけるＥＤＤの進化の特徴をより明確にするために、次のシナリオの中でＥＤＤがどのように用いられているのか考察しよう。このシナリオは、新しい社会グループに参入したアレックスと、彼が知り合いになりたいと思っているタリアが出会うところから始まる。

アレックスは、タリアが振り向いて彼女を見ている自分に対して注意を向けそうになるまで見ていた。彼は、そこで即座に視線を逸らした。今度は、タリアがアレックスを自分の方に顔を向けるまで見ていた。タリアは［すばやく地面の方に視線を落としたが］、しかしアレックスがよそ見をするとすぐ、またアレックスを見た。彼らは、すれ違いのまま十五分以上もこのようにしていた。そしてついに、アレックスは自分を見ているタリアの気持ちを引き付けることができた。アレックスは親しげな目付きをして……［それからタリアに］近づいた（Leakey and Lewin 1992, pp.287-288）(7)。

このカップルは人間と思われても無理でないが、実はナイロビから百マイル北西のグレート・リフト・ヴァレーの低地に位置するエブール・クリフ近くに住むヒヒ集団のメンバーである。この観察は、ミシガン大学の霊長類学者で、数年にわたってこの集団の社会生活を研究しているバーバラ・スマッツが行ったものである。スマッツはこの特別な社会的な関わりについて、「まるで初顔合わせどうしのテニスのシングルス試合を見ているようだった」と解説している（Leakey and Lewin 1992, p.288）。この例では、「非常に正確なタイミングで」視線の検出が行われている。そこでは一方の動物は、他方の動物が自分を見ているどうかをチェックする。そして、互いに自分が視線をチェックしていることを相手に気づかれないようにしている。

ヒヒと同じように、人間も誰かが自分を見ていることを正確に認識することができる。あなたが見られている場合とあなたの傍らにあるものが見られている場合とでは、微妙な幾何学的な角度の違いがある。したがって、ＥＤＤは精神物理学的に見て非常に印象的なものである（この点については、ひろい範囲の種で今後の詳細な研究が待たれる）。アレックスとタリアの場合も、一部の種においては、見知らぬ者からのアイコンタクトは嚇しとして誤解される恐れがあることを示している。したがって、（アレックスのように）自分の意図が向社会的なものであることを相手に伝える場合には、この恐れを避けるために、最初に出会ったときはアイコンタクトを小出しにして試みなければならないのだ。

注視の心的な解釈

二者間のアイコンタクトは、子どもにとっても大人にとっても同じように容易に検出することができる（Thayer 1977）。また、動物の場合と同じく人間においても、直接的なアイコンタクトは生理学的な覚醒の上昇をもたらす（Nichols and Champness 1971; Gale et al. 1972; McBride, King, and James 1965）。アイコンタクトによって生理学的な覚醒水準の上昇を経験したときは、同時にそれに対する解釈も経験される。私たちは、「彼はどうして自分を見ているのだろうか」と自問する。通常そのような自問に対して、私たちは、そのアイコンタクトに対して、親愛の意図のサインかそれとも敵意のサインかといった観点から解答を出している。実際私たちは、親愛のアイコンタクトと敵意のアイコンタクトをうまく識別することができる。

二者間のアイコンタクトの「敵か味方か」の解釈については以上までとしよう。共有された注意を確立するためにSAMがEDDを用いる場合を考えると、誰かが自分から素早く視線を逸らした（**図7・2**のように）ことに気づくやいなや、私たちは他者が見ている方に自分の視線を向けることが、より明確になる。少なくとも九カ月の子どもは、このようにすることができる。この行動は、心を伴わない反射ではない。なぜなら、必要であればこうした反応を抑制することができるからである。しかし通常は他者の視線と同じ方を見て、他者が見ている事柄に注意を払う。そして、「どうして彼はあれを見ているのだろう」とか「彼は何に〈興味をもって〉いるのだろう」と自問する。人間以外の動物が、共有された注意に引き続いてこのような内省的なスタンスをとるかどうかは明らかでない。人間の場合には、SAMはEDDやID、それにToMMと結びついてしまっているからである。いま視線を解釈したとき、他者の〈興味〉の状態ということを言った。このように、注視のうちに意味

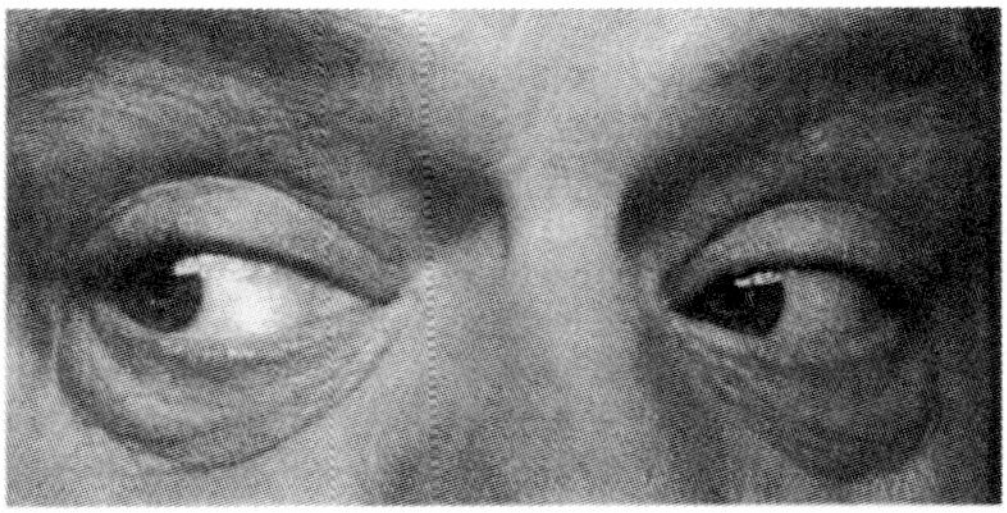
図7・2　何か他のものに視線を向ける目

を読み取るのは極めて自然なことだろう。関心というのは、もちろん心の状態である。EDDはIDおよびToMMと結びついていくことによって、視線を心の状態という点から読むことができるのだということを、私は示唆したい。

この議論をさらに続けることにしよう。図7・1のような直接見られる例では、「あの人は私に〈興味がある〉のだろうか」という観点で、視線を読むことができる。すると次に、「どうして」という問いが呼び起こされる。ある心の状態についての質問には通常、他者の心の状態やそのような状態のセットという観点に基づいて解答がなされる。したがって私たちは、二者間のアイコンタクトをそれ自体が目的や動機、意図、欲求といった機能をもっているという観点から読むのである。たとえば次のように考えるだろう。

おそらく彼は、私を攻撃〈したい〉のだ、

または

おそらく彼女は、私が〈好き〉なのだ、

または

おそらく彼女は、私の〈注意〉を引こうと〈試みて〉いるのだ、

または、

おそらく彼女は、Xについて〈言おうとしている〉のだ。

幼児を対象にした私たちの研究（Baron-Cohen, Campbell, Karmiloff-Smith, Grant, and Walker 印刷中）から、視線はこのように心の状態という観点から読まれることが明らかである。つまり誰かが何かを見ているとき、この行動は彼らが何かを欲しがっている、または次に何かをしようとしているなどと解釈される。これは、初期の発達における気まぐれな行動ではない。それは成人でも同様に、他者の視線を解釈するための強力な手段である（Argyle 1972）。

視線を、注意という心の状態の観点から解釈することは、とりわけ興味深いことと思う。注意は、私たちが視線と連合させる最も直接的な心の状態である。注意は外部に対しても（ものを見るときのように）、内部に対しても（心の目で何かを見たり、何かを想像したり考えたりしているときのように）向けられるというのが、興味深い点である。このことは、ある人の視線が外部の対象に向けられていないと思われるとき、その人は何か外から見えないものについて考えているのだろうと推測させる手

がかりとなる。たとえば、その人は私たちから視線を逸らして上の方を見ているが、視線を向けている彼の視野には特別の目標物がない場合などである。このような心的な推論は、幼児でもたやすく行うことができる（Baron-Cohen and Cross 1992）。たとえば三歳〜四歳児に一対の写真を見せたとき（**図7・3と7・4**）、写真の人物の視線にもとづいて、「どの人が考えている」かを容易に言い当てることができるのである。一九六〇年代と七〇年代には、「側性効果」の研究が数多く行われた。ある人が言語的な問題や視空間的な問題を考えているとき、その人の注視が右側や左側に移動するかどうかについての研究である（Gur, Gur, and Harris 1975; Galin and Ornstein 1974）。これらの結果から少なくとも、思考活動をしているときには、視線が他者に向けられていないことが確認されている。

目の言語をどのように読むかということに関するここまでの議論は、心の状態の意図性と注視が何かに対して方向性を持っていることとの間の対応関係に大部分集中していた。ある意味でこれは循環論的なものである。ブレンターノ（Franz von Brentano 1874）が述べているように、意図性をもつものというのは、外の何かに向けられるものだからである。だから当然のことながら、注視は意図性のいくつかの特徴を備えている。しかし別の意味では、私たちが注視を心的な用語を用いて読み取るのは、決して避けがたい事態ではない。そして第5章で指摘したように、生物学的な発達に欠陥がある場合には、このように心的な用語で心を読むことができなくなってしまう。

人の心の状態という観点からアイコンタクトや視線を解釈するためには、目は「心の窓」であるという強い印象をもっていなければならない。これは文学では常識的なテーマである。私たちは他者と

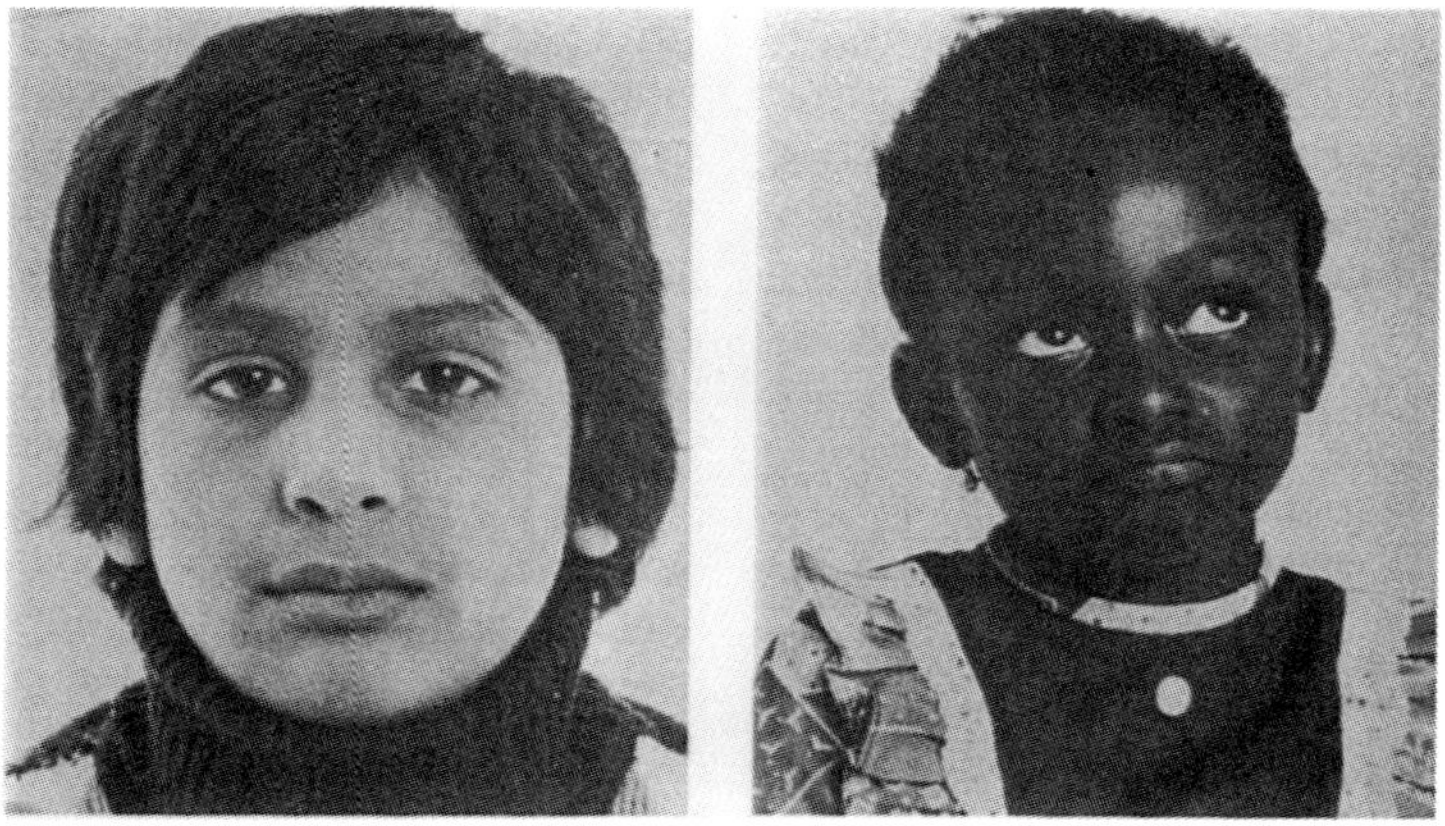

図7・3　「どちらの人が考えていますか？」テストで用いた一対の写真（Baron-Cohen and Cross 1992より改写）

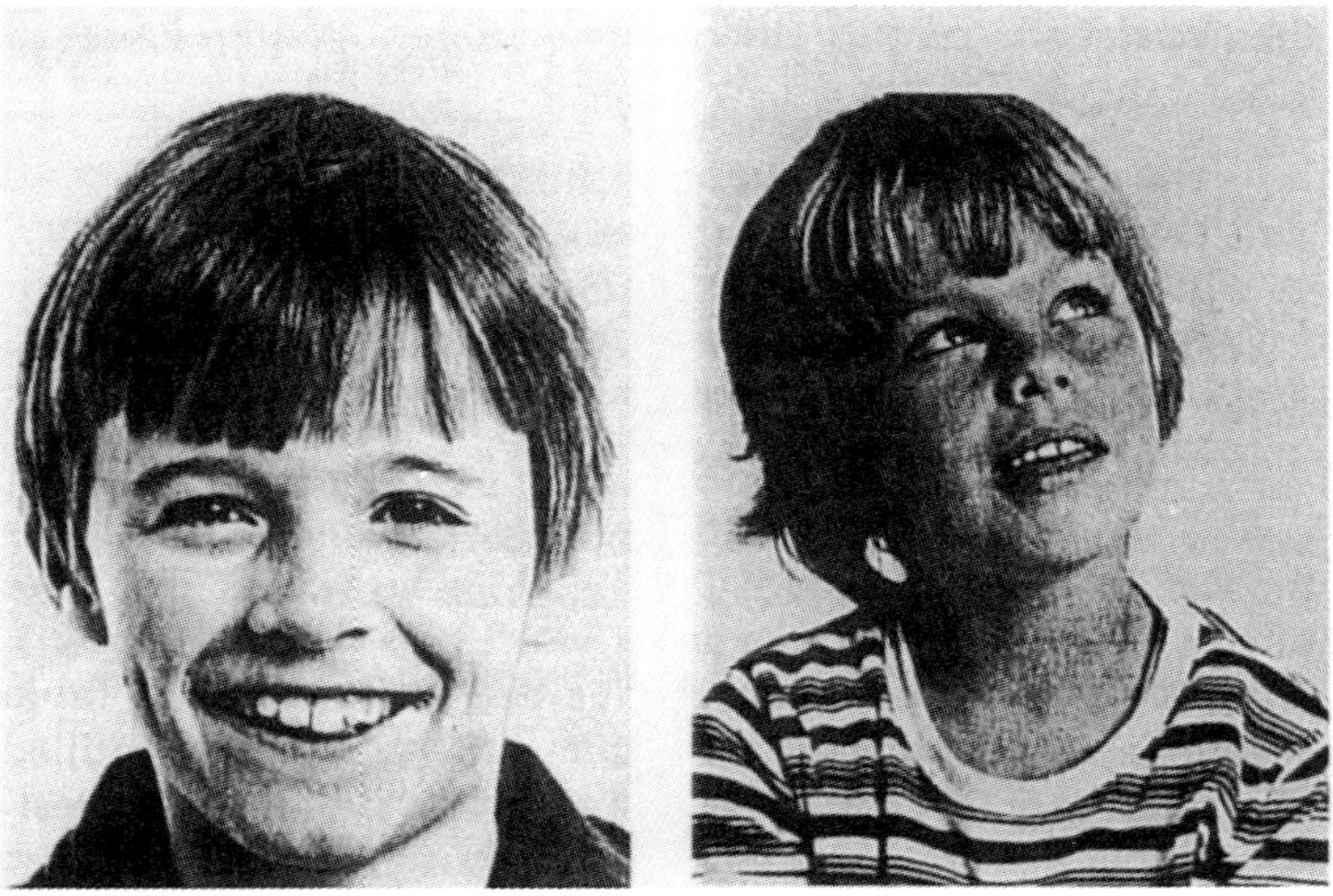

図7・4　「どちらの人が考えていますか？」テストで用いた例の一対の写真（Baron-Cohen and Cross より改写）

アイコンタクトをとるとき、本当に心が「つながっている」かどうか判断できると感じている。ここで私たちが行っていることは、他者の注意が自分にしっかりと向いているか、それとも少し外れているかを検出することである。しっかりと焦点が定まっている二者の間のアイコンタクトは、「彼もしくは彼女が、自分に対してしっかりと注意を向けている」と解釈される。これは、私たちの「心が通じた」ということの最大の行動的な証拠である。つまり、きみの心（注意）は僕の心（注意）に向いているのだ。目は心の窓である。さらに言うと、私たちは他者の視線を観察することによって、その人の欲求や目的の対象を知ることができる。なぜなら視線と注視の対象との間には、一定の関連性があるのだ（Baron-Cohen,Campbell, et al. 印刷中）。

図7・2のように視線が静止した状態にある場合、心の状態は「固定した」明確な意味をもつ視線の上に位置づけられる。しかし、誰かがある時間にわたって、対象（ないしは私たち）に視線を定め、「じっと見る」のが観察されることもあるが、一般には注視の転換は流動的で、素早く変化する動きをともなっている。実際の生活の中では視線は急速に転換し、ときには予測のつかない動きをすることもある。この点で、私は注視と言語との類似を強調したい。つまり注視のそれぞれの成分は、意味のある単位として解釈される（たとえば、「彼はXを欲しがっている」）。そして、それ自体は言葉を語るわけではないが、複雑な注視の連鎖が作り出す「構文」がより豊かな意味を提供している。真の意味で、目の言語は存在すると言ってよいだろう。

もちろん、目の言語という考えは新しいものではない。十七世紀の詩人であるジョージ・ハーバートは、(『思慮あふれる投槍』の中で)「目はどこでも一つの言語をもっている」と述べている。また、十九世紀の随筆家ラルフ・ウォルド・エマーソンは、『生命の振舞い──行為』の中で次のように言う。

人の目は、舌と同じほどに語る。目の会話が有利なのは辞書を必要としないことだ。それは世界中のどこでも理解される。目は、弾丸を込めて照準を定めた銃のように相手を嚇したり、野次や足蹴のように侮辱することもできる。また優しい輝きを放つことによって、喜びに心をときめかせることもできる。

目が言語をもっているという考えは、少なくともローマ時代の詩人オヴィディウス(43BC~10AD)までさかのぼる。「沈黙した一瞥の中に、しばしば声や言葉が存在する」(『愛の技術』第一編、第五七四行)。私自身はタピオ・ヌンメンマー(Tapio Nummenmaa)の影響を受けてきた。彼は『顔の言語(*The Language of the Face*, 1964)』というタイトルの興味深いモノグラフを書いた。顔の写真を別々の部分に切断して、さまざまな情緒の認知が目の領域にもとづいてなされるのか、それと

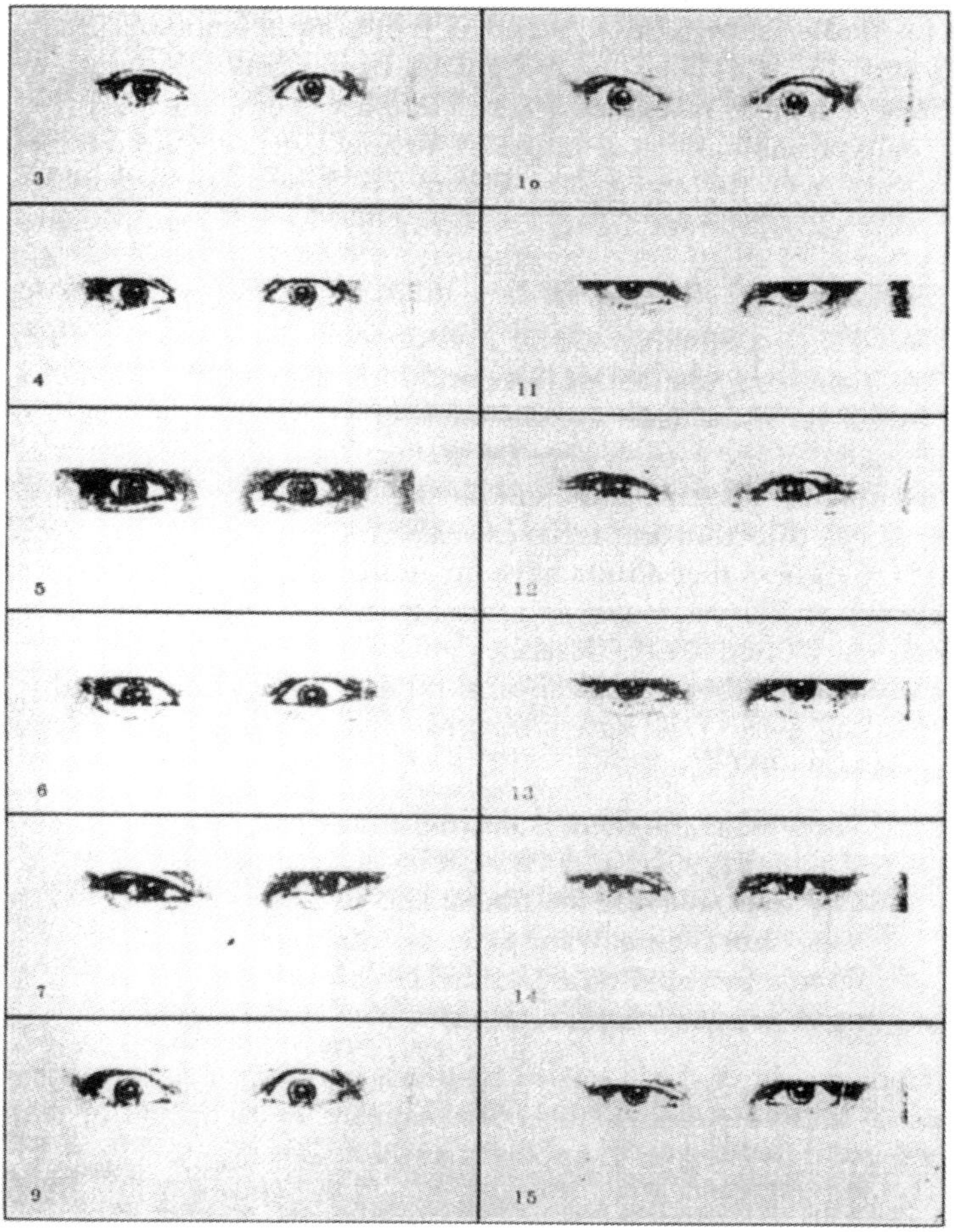

図7・5　12の顔の目の領域（Nummenmaa 1964より）

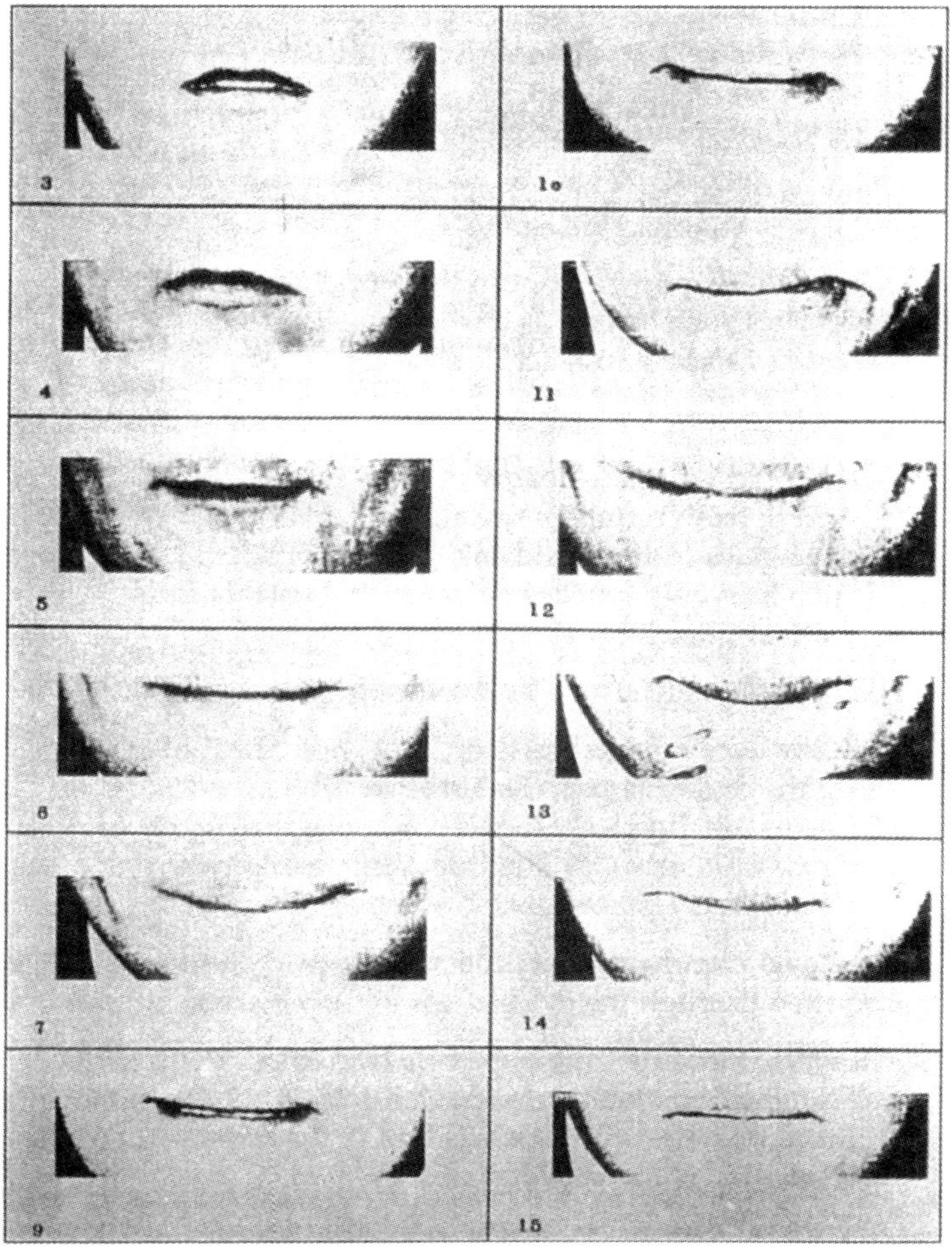

図7・6　図7・5と同じ12の顔の口の領域（Nummenmaa 1964より）

も口の領域にもとづいてなされるのかを系統的に調べた。彼の研究は、「単純な情緒」（たとえば幸福と悲しみ）は口の領域からも目の領域からも認知することができるが、「複雑な情緒」（たとえば驚きや残忍さ、驚きと怒りの複合したものなど）の認知には目の領域からの情報が必要であることを示した。**図7・5と図7・6**は、彼が用いた「目の領域」の刺激と「口の領域」の刺激を示したものである。

どのような意味を目は伝えるのか？

目の言語のもつ特殊性について考えることによって、「顔の言語」に関するヌンメンマーの見解を拡大してみることは興味深いことである。二歳になったばかりの幼児は、視線や顔の表情からいくつかの情緒的な状態（たとえば恐怖や喜び）を読むことができるように思われる（Sorce et al. 1985）。また、大人は目の意味に関して非常に多くの語彙をもっているのではないかと思っている。系統だったものではないが、これらの証拠は情緒や他者の態度を述べた詩の中に見られる。(8) たとえばシェクスピアは、「哀れみを乞う目」について語っている（『ルクレティウスの凌辱』、第八一聯）。また、目の中に見られる攻撃について、次のように書いた。

私の目には〈殺し屋〉がいると言うんだね。

おもしろいこと、なるほどそうだろうとも、
この上もなくか弱い、やさしい眼、
塵埃《ちりほこり》にも扉口を閉めてしまうようなのが、
やりたい放題、牛殺し、人殺しとはね！
(『お気に召すまま』第三幕、第五場)

(ここでは、意図の状態と情緒の状態を強調するために〈 〉で囲って引用する。) 目によって伝えられる恐怖を、シェークスピアはは次のように書く。

何と！あなたの目の方がずっと〈危い〉、
あいつらの二十本の刃よりも。
(『ロメオとジュリエット』第二幕、第二場)

バイロンも、目が情緒を伝えるというこのテーマを繰り返す。

彼女の目(そのりりしい目が私は好きだ)、
それは黒く大きく、その炎を半ば抑えているが

ついに彼女が語るとき、その柔らかな仮装を通して
〈怒り〉よりも〈誇り〉をきらめかせる、
そしてそれにも増して愛を。
（『ドン・ジュアン』第九篇、第六〇聯）

多くの作家が、目の美しさに感銘を受けてきた。再びシェークスピアから。

というのも、いったい世上のもの書きの誰が、
婦人の目のこんな美しさを、教えてくれます？
（『恋の骨折り損』第四幕、第三場）

また

もし私に君の目の美しさを書くことができて、
また新鮮な韻律で君の優雅を語ろうとも、
やがて来る人は言うだろう、「この詩人は的外れ、
かくも神々しいひと刷毛は、地上の顔に描かれたことがない。」

(『ソネット』第十七番)

シェリーも同様に、目の美しさに感銘を受けた。

きみの目は深い、碧い、限りない空、
つぶらな二つの円が下にあって
長くすっきり伸びた睫。色濃く、はかり知れないほど
瞳のなかに瞳、そしていく筋もの糸が織りなされる。
(『鎖を解かれたプロメテウス』第二幕、第一場)

シェリーはまた、愛は眼を通して伝えられるという周知の考えを語っている。

甘い、静かに〈訴えかける〉目の言葉、
語らない雄弁、その力は血を騒がせる、
賢者のどんな言葉よりも、分別よりも。
(『ロザムンデ』第十九聯)

また彼は、見つめ合う恋人のアイ・コンタクトについて述べる、

考えてみたまえ、互いに互いの目を見つめる、
それで愛する人への思いがさらに募るのではないか?
(『鎖を解かれたプロメテウス』第三幕、第四場)

シェークスピアも同じことを指摘した。

恋人のまなざしは、鷲の目でもくらませる。
(『恋の骨折り損』第四幕、第三場)

こんな四つの輝きが、交わり合ったためしはない。
(『ヴィーナスとアドニス』)

『恍惚』というジョン・ダンの詩は、アイコンタクトをまったく性的な言葉で述べている。

私たちの目の光線は絡まり合って、

目を二筋の編んだ糸の上につらねた。
手と手を結んでも、それではまだ
二人は一つのものにはならず、
目にとらえる互いの姿で
すべてのものが伝わった。

オウィディウスも、性的な意図が目から読み取られるありさまをうたった。

あなたの目は沈黙していない。
（『愛』第二の書、悲歌五）

十六世紀の詩人サー・トマス・ワイアットは『目が秘密を明かす』の中で、人の本当の動機は言葉よりも目に表れるという、もう一つのひろく抱かれていた考えを述べている。

だからその道の人も言うように
目は心のうちの〈裏切りもの〉。

同じような考えは、古典的で普遍的な「凶眼（にらまれると災難がくるという目）」の現象にもひそんでいる。「凶なる心は、どうやら、凶なる眼をもっているに違いない。」（Gifford 1958, p.3）

要求を伝達する目の端的なコミュニケーション機能は、十八世紀の詩人サミュエル・ロジャーズによって、次のように記された。

そして彼女の黒い目、なんと雄弁な！
それが〈訴えかける〉ものは、すべて思いのまま。
（『ジャクリーヌ』第一部）

最後にシェリーは、否定的な情緒を目の中に読み取ることができることを、次のように書いた。

〈憂い〉にひたる二つの星のような瞳
（『アラスター』第四九〇行）

これらの文学作品の文章は、目の言語が実に豊富なものであることを示している。さまざまな文化や年代にわたって語られてきた目の強力な魅力は、第4章で述べたような基本的な進化のメカニズムによってもたらされた。詩人たちは、ここでは明らかに文化的な意味を構成しており、それには年代ごと、文化ごとに違いがある。しかしこれらの文章に一貫する目のもつ魅力や目の引きつける力は、普遍的なものであると思われる(9)。

表7・1は、目によって伝えられる心の状態に関するより完璧なリストを収集したものである。それらの多くは、実験的に検証されている（Baron-Cohen 1995d）。これらのいくつかは、すでに述べた意味と重複している。私は、これらの心の状態を反対語と対にして掲げた。その理由は、心の状態は連続体であり、それらの連続体の両極を目の中に読みとることができるからである。おそらく、これらの心の状態は、かなりの程度までこうした両極によって識別されるものと思われる。またこれらのリストのいくつかの項目は、心の状態そのものというよりも、目が伝える「言語行為（speech act)」を表している。

目のさまざまな意味は、瞳孔の大きさやまぶたの位置、鞏《きょう》膜に対する瞳孔の位置、目の動きの速さ、目の「焦点」、眉の形といった非常にわずかの変数の働きによるものと考えられる。前記のような心の状態のどれが目の領域のみから間違いなく読み取られるのか、また、これらの心の状態を描きだしている物理的な配置が重複しているのか別個のものであるのか、さらにまた他の心の状態も読み取ることができるのかなどについては、さらに研究を重ねる必要がある。

英語には、目を表す非常に多くの語彙がある。このことは、目が意味を伝えるということを明らかにしている。次の文章について考えてみることにする。

i	困惑した*／平気な
ii	わずらわしい*／わずらわしくない
iii	確かな*／不確かな
iv	思慮深い／浅はかな
v	本気の*／ふざけた
vi	悲しい*／幸福な
vii	近くを見ている／遠くを見ている
viii	あなたに注目している／あなたに注目していない
ix	支配的な／服従的な
x	友好的な／敵対的な
xi	関心のある／無関心な
xii	望む／嫌う
xiii	信頼／不信
xiv	機敏／疲労
xv	たくらみのある／誠実な
xvi	意外な／よく知っている
xvii	怒り／寛大

図7.7に写真あり*

表7・1 いくつかの目の心的な解釈。心の状態とそれらの反意語。

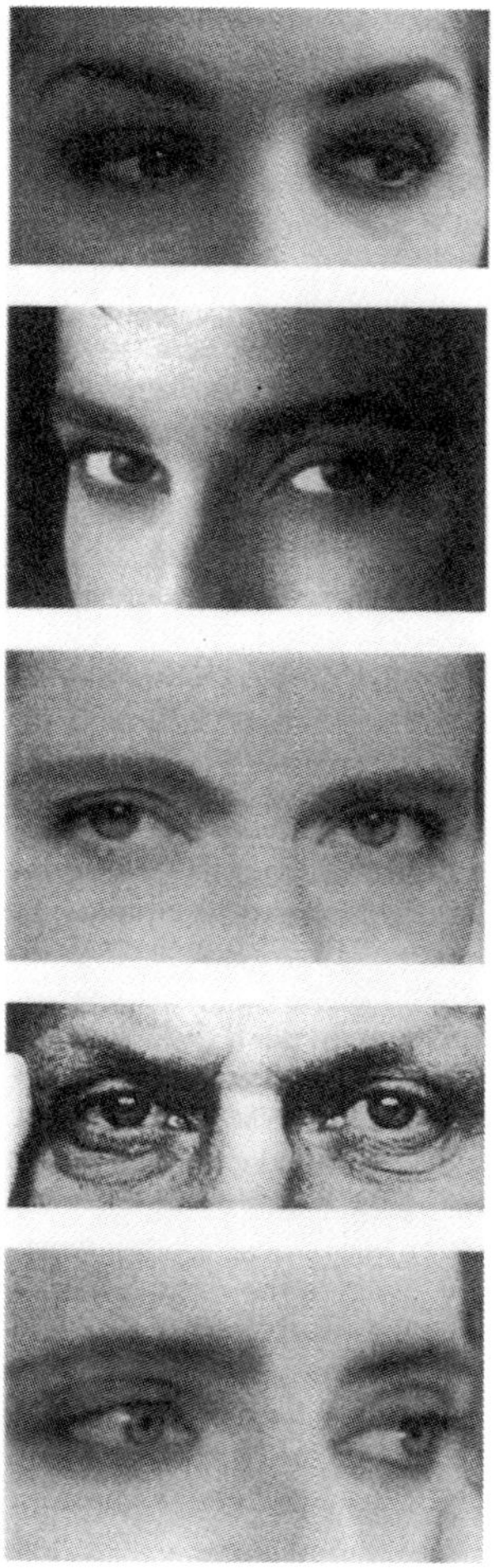

図7・7　心の状態を表す５つの目（表7・1を参照)。（これらは、様々な雑誌に出版された写真の一部である。これらの顔が誰のものか、出典がどれかは不明。）

人が他者の目の構えや動きを識別しているということは、私たちが見るということを普通の会話の中でさまざまに区別して語っていることから明かである。「見る」という動詞の変形としては、〈じっと見つめる〉、〈注意して見る〉、〈目をこらしてじっと見る〉、〈ちらりと見る〉、〈のぞき見する〉、〈じっとにらみつける〉、〈にらむ〉、〈熟視する〉、〈詳細に見る〉、などがある。これらの動詞は、副詞を伴って用いられることも多い。たとえば、〈直接的に見る〉、〈横目で見る〉、〈あからさまに見る〉、〈大胆に見る〉、〈おずおずと見る〉、〈厳しい目で見る〉、〈穏やかに見る〉、〈批判的に見る〉、〈優しく見る〉、〈注意しないで見る〉、などである。熟語的な表現や比喩の中には、次のような言い方がある。〈彼は私の注目を引いた〉、〈私の目を釘付けにした〉、〈私をじろじろと見た〉、〈目を伏せた〉、〈目を震わせた〉、〈彼の目はさまよっていた〉、などである。〈視線を向ける〉、〈集中する〉、〈さげすむ〉、という言い方もある。また、〈盗み見〉、〈伏し目〉、〈洞察に満ちた目〉、〈突き刺すような目〉、〈固定観念にとらわれた目〉、という言い方もある。さらに、〈陰険な目〉、〈くったくのない目〉、〈悪意に満ちた目〉、という言い方もある。これらの例は、情緒の表出を判断する課題が、いわゆる注意の表出を判断する課題とは明確に区別されるものであることを示唆している（Gibson and Pick 1962, pp.386–389）。

私が収集したその他の目の普通に使われる記述には、次のようなものがある。

一途なまなざし
熱狂的な目
狂った目
燃えるような目
にらみつける目
夢見るような目
ぼんやりした目
もったいぶった目
いたずらっぽい目
恥ずかしくなるような目

英語が特に目の意味に関する語彙を豊富にもっているかどうかは、私には分からない。おそらく、同じ程度の語彙が他の言語の中にもあると思われる。

上に述べた「凶眼」という信念は、確かに多くの言語に存在している。

すべての言語において、この普遍的な信念には特別に名前がついている。古代ローマでは、害をもたらす魔力をもった目を、誘いこむ目 *oculus facinus* と呼んだ。古代ギリシャでは *baskania* という単語が用いられている。誘いこむ目はヘブライ語では *ayn-hara* として知られ、シリア人の間では *aina-bisa* と呼ばれた。

現代のイタリアでは、凶眼は悪い目 *mal occhio* と呼ばれる。ナポリではこの信念はいまだに強く残っており、土地の人は *la jettatura* と呼んでいる。トスカナ地方では、この目の力を *affascinamento* や *mal d'occhio* と呼ぶ。コルシカ島では *innochiatura* と言っている。現在、フランスでは *mauvais oeil*、スペインでは *mal de ojo*、ドイツでは *böse Blick*、オランダでは *booze blik*、ポーランドでは *zte oko*、ノルウエーでは *skjoertunge*、デンマークでは *etondt oje*、スコットランドでは *cronachadt*、アイルランドでは *droch-shuil*、ペルシャでは *aghashi*、アルメニアでは *paterak*、南スラブ地方では *urok*、ギリシャでは *avascama*、ハンガリーでは *szemverse*、モロッコでは *l'ain*、エチオピアでは *ayenat*、南インド地方では *drishtidosham* とそれぞれ呼ばれている。(Gifford 1958, p.6)

社会心理学には、もちろんアイコンタクトに関する多くの文献がある。アーガイル（Argyle 1972）は、アイコンタクトが会話の開始や終始とどのように同期するかというケンドンの研究（Kendon 1967）を展望している。それによると、話し手は会話を始めた直後に最初のアイコンタクトを行う。その後は、自分の意図を相手が妨げないように合図をするかのように視線を逸らす。また話し手は、聞き手が話が複雑であるといった表情をしたり、聞き手も話をしたいという表情をすることによって自分の話が妨害されないようにするために目を逸らすこともある。そして話し手は、自分の話が終了する直前に聞き手の顔を見る。これはおそらく、自分の話に対する聞き手の注意や反応をチェックするためと考えられる。

アイコンタクトの距離と持続時間は、両者の関係によって明らかに異なる。レストランでのカップルの観察から明かなように、恋人同士は接近したアイコンタクトを長時間にわたって行う（Rubin 1970；Thayer and Schiff 1977）。赤信号で停止しているとき他のドライバーたちを見ていたオートバイのドライバーは、信号が緑色に変わったとき、そうでない者よりも素早く発進することが報告されている（Ellsworth 1975）。またフットボール応援の乱暴者たちで行った研究によると、敵のグループのメンバーにちょっと見られただけで、「眼《がん》つけやがったな！」と叫び、喧嘩になることが見いだされている。このような行動は、相手の注視を脅威と解釈する傾向と一致している（Marsh, Harre, and Rosser 1978；Argyle 1990 から引用[10]）。

EDDの精神物理学

おそらくEDDが目を検出するときは、鞏《きょう》膜の白さと虹彩や瞳孔の黒さの強烈なコントラストを検出しているものと考えられる。コントラストに対する感受性は、もちろん視覚的なシステムの一般的な特性である。しかしＥＤＤの能力は、単にコントラストの検出装置以上のものである。おそらくコントラストは、特に目に似た丸い形をしていなければならないと思われる。そしてＥＤＤのシステムが最も強力に発火するためには、その形の中に二つのコントラストの存在が必要である。人間の場合、鞏膜は一生を通じて白色である。このことが一生を通じて、目がもっている心的な意味やコミュニケーションの意味を強める働きをしているだろう。これに対して他の霊長類では、鞏膜が黒くなる。これは、他の動物に霊長類が見ていることを検出しにくくする働きをしていると考えられる（Perrett and Mistlin 1990）。

多くの詩が、私たちに目の美しさを語っている。目の美しさは、黒と白のコントラストを強調することによって際だってくる。たとえば、アイラインやアイシャドーは、ＥＤＤが反応する形やコントラスト、動きといった特徴を強調する手段となっているのではないかと思う。

大人が目のとりこになるには、長い歴史があると私は主張したい。それは非常に幼い時期から始まっている。乳幼児は、大人がしてくれる「イナイイナイバー」遊びのとりこになり、大人の目の領域をまるで催眠にかけられたような状態で見る。そして乳幼児は、大人の目が再び出現すると決まったように微笑んだり笑ったりする。ブルナー（Bruner 1983）は、こうした遊びを初期の慣例的な社会的な相互作用としてあげている。私の考えでは、大人は目がいかに私たちにとって重要なものであるかに気づいているだけでなく、幼児がいかに目に引きつけられるかということについても、ある程度気づいているだろう。幼児は、私たちが瞬きをするのを見てそれを模倣したり（Meltzoff 1990）、九カ月頃からは大人の視線を追いかけたりする。大人の目は、注意の対象の手がかりを乳幼児に与えているのである。また、大人の目は、事柄を解釈するための手がかりも与えている。なぜなら通常、注視は顔の情緒的な表情（たとえば関心、楽しみ、恐怖、驚き、嫌悪、怒り、など）の中に埋め込まれているからである。

目が関心を表すということは、人類以前の時期までさかのぼることができる。この文章を書きながら、私はプロヴァンスの古い家のむきだしになった白い壁石を見ている。丁度いま、扉の後ろからトカゲが現れたところだ。私が見上げると、トカゲは全身を硬直させる。そして私が視線を逸らすと、トカゲは天井の木の梁の陰に身を隠す。目の検出は、この古代の爬虫類から人間の大人に至るまで脈々と続いており、しかもその本質は同じものなのだ。このことからも、ＥＤＤが私たちの神経認知的な構造にとって非常に重要なものであることが理解されるのではないだろうか。

第8章

心を読むこと——未来への帰還《バック・トウ・ザ・フユーチャー》

私自身の一言を加えるならば、他の個体も直接経験をもっていると見做すためのなんらかの方策を［チンパンジーは］もっていると見做すというのが、私がたどりついたところだ……（Lloyd Morgan 1930, Whiten and Perner 1991 に引用）。

この章では進化論的な観点に戻って、心を読むシステムのどの部位が、今日生存している人間以外の動物に見られるかを考えることにする。また、私がこの本の中で提唱した理論から生じてくるいくつかの興味深い問題や論争についても考えることにする。

人間以外の動物における心の読み取り

キャノン・ロイド・モーガン（Cannon Lloyd Morgan）は霊長類学のパイオニアである。理論家は証拠の解釈にあたって徹底して慎重であるべきだと主張したことで有名である。その彼が、右の引用から窺われるように、チンパンジーは実際に他者の内面状態に気づいているという結論に達したのだ。彼の結論は正当だったのか？

一九七〇年代に、人間以外の動物の心を読む能力の問題を最初に提起した霊長類学者のデーヴィド・プレマックとガイ・ウッドラフは、「類人猿には心があるだけで、……行動主義者になれるほど知的ではない」と結論づけた（Premack and Woodruff 1978）。彼らは正しかったのか？

プレマックとウッドラフは、チンパンジーのサラに心を読む一連の課題を行わせた結果から、この結論に達した。そのテストの一つで、サラは何かをしている人のビデオを見せられた。フィルムはその行為が完了する前に停止され、サラは登場人物の問題解決を描いた絵を選択するように求められた。たとえば登場人物が檻の中で、手の届かないところにあるバナナを取ろうとして飛び跳ねているビデオを見せられたとき、サラはこの課題を容易に達成することができた（たとえば登場人物が椅子に登る絵を選択する）。この結果にもとづいて、プレマックとウッドラフは、少なくとも欲求や目的のように意図が行為者に帰せられるレベルでは、サラは心を読むことができると結論づけた。サラは「そのビデオを問題として受け止め、行為者の目的を理解し、その目的にかなった絵を選んだ」（同、p.

515)。この結論が正しいとするならば、私が本書で述べた心を読むモデルでは、サラはＩＤをもっていると言うことができる。

しかしプレマックとウッドゥラフの研究に対して、何人かの研究者が異議を唱えた（Bennett 1978；Dennett 1978b)。ベネットは、行為者に対して意図的な状態を帰属させたりしなくても、単に図式的な作用系列のなかで次に来るものを選ぶことによって、チンパンジーは課題を達成することができただろうと述べた。プレマックは反論して、そのような別の可能性も類人猿の場合に、しっかり排除される必要はあるけれども、課題がそのようにして達成されたことはありそうもないと主張した。プレマック自身の結論は、次のようなものである。

> チンパンジーがテストに成功したということは、他者に対して心の状態を帰属させたことを示唆している。しかしながらこれらの状態は、動機（たとえばバナナを取ろうと〈意図する〉）あるいは知覚（たとえば餌が入っている容器を〈見る〉）のどちらかに関するものである。情報的な状態［〈信念〉など］を帰属させることについての決定的な証拠はまだ得られていない（Premack and Dasser 1991, p.265)。

プレマックの結論の正否はともかくとして、最初にジョリー（Jolly 1966）とハンフリー（Humphrey 1984）が提起した見方には、今日ではかなりの同意が寄せられていると思う。高等霊長類の知能は、社会的な要求が課した問題を解決するための適応として形成されたものだというのが、その見方である（第2章を参照）。ホワイテンとパーナーの野外観察の結果によると、霊長類の社会行動には次のような特徴が見られる（Whiten and Perner 1991, p.3）。

霊長類は、グループのメンバーの個々の特徴や傾向に関して高度に洗練された知識をもっている。そして彼らの間には、社会的なネットワークがある。彼らは餌の獲得競争で他の仲間の裏をかくために、誰かと協調的な同盟を結ぶという柔軟な能力をもっている。また欺きから相互扶助に至るまで、幅広い社会的な操作方策をもっている。……つまり霊長類を小さな「マキャベリアン」として描くことができる。彼らの方策のいくつかは、十六世紀の王や政治家に勧告を与えたあの先駆的な権力理論家が提唱したものに、そっくりである。

ただし、多くの人間以外の霊長類が誰と誰が同盟関係にあるのか、誰が力をもっているのか、社会的な集団の中で力の均衡を維持したり変えたりするにはどうしたらいいのかなどに気づいていると言ったとしても、これは必ずしも、彼ら自身や他者が心の状態をもっていることを理解しているということではない。バーンとホワイテンは次のように述べる（Byrne and Whiten 同, p. 128）。

霊長類に「心を読む」ことができるという主張は、高次の意図性、つまりレベル2の欺きの証拠にもとづいている。ここでは欺きそれ自体が意図され、その行為者はそれを他の動物に帰属させなければならない。つまり、虚偽であるXに関して「動物1は（動物2がXを信じること）を欲している」ことが確かめられねばならない。

私の考えでは、後者の基準は動物が心の理論のメカニズムをもっているかどうかを測る尺度として適当である。ただし欺きのサインを見せない動物でも、心を読むシステムの他のいくつかの成分をもっていないとは言い切れない。欺きの問題については多くの事例があり、猿や霊長類の行動は非常に賢く見える（これらの事例はバーンとホワイテンの幅広い野外調査によって収集された）。しかし彼らは、上に述べた基準を用いて逸話を吟味した結果、猿や類人猿に心を読むことができるという考え方は、まだ「立証不十分」と判定されねばならないという。「実際多くの事例は、単なる道具的条件づけの観点から説明することができる」という（同., p.18）。

要約すると次のようになる。プレマックの説明が、私が第7章で展望した証拠にもとづいて正しいとするなら、多くの霊長類には心を読むモデルのIDとEDDが備わり、それらが機能しているので、彼らはそれによって、他の動物をその目的と欲求という観点や、他の動物が彼らを見ることができるかどうかという観点から解釈することができる。しかしながらこれらの霊長類にSAMやToMMがあるという証拠は乏しい。SAMはチンパンジーの認知的な構造の一部であるかもしれない。霊長類学者のフランツ・ド・ワールによるこの種の観察は、確かにこのような見解に導くものである。

チンパンジー［と人間と］に共通する他の点は、アイコンタクトの重要な役割である。類人猿にとって、アイコンタクトは和解をするために必須のものである。チンパンジーが目を見ることなしに他者の意図を信用することは、あり得ないように思われる。同じように私たちは、こちらが見るたびに視線を天井や床に向けるような相手とは、和解しようと思わない（De Waal 1989, p.43）。

種特有の感受性の違いが、行動の意味づけにおいて重要な働きをしているという私が第7章で述べた警告を繰り返しておく必要がある。特に、ポヴィネルリとエディ（Daniel Povinelli and Timothy Eddy 印刷中）の最近の実験は、チンパンジーはSAMをもっているという考え方に疑問を投げかけている。なぜならチンパンジーは、人間の養育者が彼らを見ているといないとにかかわらず、養育者にものを要求するように思われるからである。このことは、チンパンジーは視線が逸れたことの意味を認知できないことを示唆している。ポヴィネルリとエディは、顔を正面に向けているトレーナーと反対の方向を向いているトレーナーがいるとき、幼いチンパンジーは、前者のトレーナーに対して選択的に要求をすることを見出している。つまりチンパンジーは、この試行において「正しい」やり方で課題を達成したのである。これに対して、正面向きのトレーナーと、顔は正面を向いているが視線が逸れているトレーナーがいるときは、視線を向けているトレーナーに対して選択的に要求をすることができなかった。ポヴィネルリとエディの結論は、次のようなものである。

私たちの発見は、幼いチンパンジーが見ることを心的な出来事として理解しているという証拠を提供するものではない。……他者に対して自動的に注意を向けたり他者の視線を追う場合でも、チンパンジーは注視のもつ注意としての意味を念頭に置いているのではないようだ。つまり幼いチンパンジーは視覚的な知覚に関するルールを学習しているが、それは必ずしも「見る」ということが何かに〈関する〉ものであることを含んでいない。

類人猿の他の種ではどうだろうか。私は、ここで特別なケースとしてボノボ（ピグミーチンパンジー）に焦点を当てることにする。ボノボは、今世紀の初頭に発見された類人猿である。私たちに最も近い生物であり、私たちと知的な活動を共有することができ、多彩な性生活や、ある程度の二足歩行をすることができる。

ここでボノボに特に焦点を当てる理由は、ド・ワールの記述（ボノボの行動や習慣について有用な要約を含んでいる）によると、ボノボは知覚的ないたずらをする、少なくとも本格的にそれをする世界で唯一の猿あるいは類人猿の種かもしれないからである（de Waal 1992）。ド・ワールは、彼が観察した人間の子どもの目隠し鬼によく似たゲームのことを記述している。それによると、一匹のボノボが何かで自分の目を覆い、地上五メートルの高さの動物園の登り枠の上でバランスをとりながら目隠ししたまま動き回っていた。この行動の解釈の一つは、ボノボは自分が見ることができたり見ないようにすることができたりすることに気づいており、自身について発見した能力を用いて、自分に見ることのできるものを操作することに、興味を見出しているのだということであろう。もちろんこれは単に一回だけの出来事だから、さらに系統的な調査が必要なことは言うまでもない。しかしボノボには人間と同様に、知覚的な行為を省察するように見える能力があるのかもしれず、そうであれば、ボノボと人間には両種ともSAMが備わっているという他はないだろう。それに関連した実験は行われはじめているが（Povinelli, Parks and Novak 1991；Povinelli and Eddy 印刷中）、これからの課題はまだ多い。(1)

人間以外の霊長類に、多少とも心を読むことができるか否か推定するためのその他の手段は、彼らのコミュニケーションを観察することである。ピンカー（Pinker 1994, pp.340-341）は、「サイン言語」を習得したチンパンジーの研究からもたらされた知見を次のように要約している。

……チンパンジーは稀に、興味のあるものや行為に関して陳述を行う。彼らのサインは事実上すべて、欲しい物を要求することであり、通常は食べ物やくすぐりの要求である。これに対して、私は二歳になる姪のエバが語った言葉から、子どもとチンパンジーの心はなんと違うものかということを思い出さずにはいられない。ある夜、家族は高速道路をドライブしていた。大人たちの会話が途切れたとき、後部座席から小さな声で「ピンク」という言葉が聴こえた。私が彼女の視線を追ってみると、なんと数マイル離れたところにピンクのネオンサインが見えた。彼女はその色のことを言ったのだ。まさにその色についてコメントするためにである。

ピンカーは、このようなコメントを「陳述的なコメント」と呼んでいる。これは、チンパンジーの自発的なコミュニケーションを特徴づける要求語と対照的なものである。チンパンジーの場合は、ほとんどが「要求的なコメント」からなっている。陳述的なコメントが出来事やものへの注意を共有するための手段であると考えると、陳述的なコメントの存在は、個体が注意の共有機構をもっていることの間接的な証拠になる。スー・サヴェージ・ランボー（Sue Savage Rumbaugh）の研究によると、一匹のボノボは図形のサインを要求以外の目的で用いているように思われた。しかしその割合は、最大でも四パーセントにすぎなかった（Pinker 1994, p.341）。

各種の生物は、心を読むシステムのどの成分をもっているのか

心を読むシステムの系統発生と個体発生について、私たちはどのように結論づけることができるだろうか。**表8・1**は、十個の異なる集団について、この章および前章までの考えを要約したものである。集団のうちには、生物学的に正常な人たちの三つの年齢層、精神病理学的に異なる五つのタイプの人たち、そして人間以外の二種の動物が含まれている。これらの集団は、心を読むシステムの成分の組合せの違いにもとづいて選ばれたものである。

	ID	EDD	SAM	ToMM
(A) **生物学的に正常な人間**				
(i) 4才以上	+	+	+	+
(ii) 9―18カ月	+	+	+	−
(iii) 9カ月以下	+	+	−	−
(B) **精神病理をもつ人間**				
(iv) 生得的に目の見えない子どもと大人	+	−	+	+
(v) 自閉症児（サブグループA）	+	+	−	−
(vi) 自閉症児（サブグループB）	+	+	+	−
(vii) 精神遅滞の子どもと大人 4才以上の精神年令	+	+	+	+
(viii) 特殊な言語の障害をもつ子どもと大人 4才以上の精神年令	+	+	+	+
(C) **人間以外の動物**				
(ix) 高等霊長類	+	+	+?	−
(x) 多くの“下等”動物	−	+	−	−

ID＝意図の検出器、EDD＝視線の検出器、SAM＝注意の共有メカニズム、ToMM＝心の理論のメカニズム

表8・1　10の母集団における心を読むシステムの各成分の有無（+, −）

この表が単純すぎる点は大目に見ていただきたい。示したい要点は、種の間の遺伝学的な差異と、種内でのある種類の神経病理状態に伴う生物学的な差異、そして各個人の発達的な違いによって、ある個体にとっては心を読むシステムのいくつかの成分が、別の組合せで活用できないようになっていることである。

私の理論によると、ＴｏＭＭが個体に存在するためにはＳＡＭもその個体に存在しなければならない（集団iv、vii、viii、を参照）。その理由は、理論的に考えればＴｏＭＭはＳＡＭによって引き起こされるからである。しかしながら、ＳＡＭがあればＴｏＭＭが必ず発達してくるというものではない（集団ii、vi、ixを参照）。明らかに他の集団も、この系統発生的、個体発生的、神経病理学的な分類と関連づけて考慮されなければならない。第6章で論じたように、(2)そうしたグループの一つとして、発達初期に眼窩前頭部に損傷を受けた子どもがある。他の種について評価することも、今後の重要な課題だろう。

心を読む研究における現在と将来の問題点

この章では、心を読む領域における現時点でのさまざまな興味深く重要な問題を取り上げる。これらの問題は、この分野でさらに進展が見込まれるとすれば、それに伴って解決されてゆくべきものであろう。

ＴｏＭＭのメカニズムの認知的な基礎に関して、さまざまな議論が展開されている。たとえばパーナー（Perner 1993）は、心を読む成熟した能力はメタ表象の能力を必要とし、この能力は（とりわけ）誤った表象を理解する能力を伴っていると述べている。パーナーは、この能力は脳のある領域の特別の変化によってもたらされるものではなく、広範な認知の変化によってもたらされるものとしている。つまり彼は反＝モジュールの見解に立っている。この見解はさらに検証の必要がある。ヒューズとラッセル（Hughes and Russell 1993）は、他者の信念の状態を認識するためには、成熟した実行機能が必要だと考えている。この実行機能は、心が当面する刺激インプットに束縛されず、行為を実行する前に計画を立てることを可能にするシステム（前頭葉に局在していると考えられている）が必要とされている。そうであれば、ラッセルにとってはＴｏＭＭは行為主体の感覚にとって二次的なもので、行為主体の感覚自体は実行システムに依存するものかもしれない。（この立場の変形の一つはサリー・オゾノフ（Sally Ozonoff 印刷中）の研究に見られる。彼によると、実行システムとＴｏＭＭは前頭葉の別個の系かもしれない。）アラン・レスリーと私も別個という説をとっている（Baron-Cohen and Ring 1994; Leslie and Roth 1993）。ＴｏＭＭが実行機能と行為にとって二次的なものだとするラッセルの考え方では、他の臨床症状を呈する非常に多くの人たちが実行＝機能上の問題を抱えているにもかかわらず、発達したToMMをもっていることを説明するのが困難である。(これらの症候群には強迫性障害、過活動性、行為障害などさまざまなものがある。) しかしながら、実行機能とToMMの間には重要な相互作用があると考えられる。

他の研究者たちも、ToMMのモジュール性という問題を取り上げている。たとえばゴプニクとウェルマン (Gopnik and Wellman 1992, 1994) によると、四歳の正常児は、理論への信頼が変更を迫られる (科学ではしばしば起こることである) ような不透明な情報状態を理解する能力をもっているという。つまり証拠がその時々の理論に合わないときは、その理論を支持しないのである。この考え方は、子どもの心の理論がたえずインプット (データ) を使って作用しているということを意味している。ウェルマンとゴプニクが提唱したような理論の変化をもたらすインプットがどんなタイプのものか特定することは、重要な問題である。

ToMMと別の考え方として、ブラザーズとリングは、この本で述べてきた心を読むシステムのように別個のシステムでなしに、「社会的モジュール」というものを仮定している (Brothers and Ring 1992)。しかし私としては、第6章で述べたように、社会的モジュールはあまりにも特徴が漠然としていると思う。もし社会的モジュールが存在するならば、心を読むシステムはその一部分でなければならないと思われるが、しかし心を読むシステムは、その別個の一部分とするのが考えやすい。自閉症の神経心理学的な証拠によれば、自閉症児はその社会的な理解が全般的には障害されていないのに、心を読むシステムが障害されているからである (Baron-Cohen 1991a)。

心を読むシステムのモジュール性、とりわけToMMのモジュール性に関するさらに多くの証拠が、自閉症児が心的な表象と非＝心的な表象に対して対照的な理解を示すという研究によってもたらされる。多くの実験から、自閉症児は世界に適合しない信念を理解することには障害をもっていることが示されているが、しかし写真（Leekam and Perner 1991；Leslie and Thaiss 1992）や、絵（Charman and Baron-Cohen 1992）や、モデル（Charman and Baron-Cohen 1994b）のような非＝心的な表象については、たとえそれが世界に適合しないものでも理解できるのだ。このことは、自閉症児にとって困難なのは、特殊な性質の心的な表象であることを示唆している。これはモジュール性を唱える理論家にとって恰好の証拠であるが、しかしこの点については、さらに精密な実験が必要である。たとえば信念と写真は、見ることができるかどうかという点で異なっている。信念の方が、見えないだけに理解しにくいかもしれない。こうした点で、モジュール性の問題を明らかにするには十分に統制された実験が必要だろう。

第一人称経験の役割

これは従来あまり考慮されなかったが、重要なテーマである。成人は他者に心の状態を帰属させるだけでなく、心の状態を所有していることも経験していることは明らかである。幼児や人間以外の動物についても、おそらくこれは正しいだろう。幼児は何かが欲しい、何かを期待する、何かに気づく、物がどこかにあると考える、などを経験している。しかしそれにもかかわらず、心を読むシステムの構成や発達における第一人称の経験の役割は明らかにされていない。もし、この役割が不可欠とするならば、いったいどのような役割を演じているのだろうか。たとえば最初にまず自分自身の心の状態に気づき、次にこの経験を類推によって他者にまで拡張させる、つまり単に自分の経験を「シュミレート」するだけでよいのだろうか。もともとハンフリー（Humphrey 1984）によって提唱された見解は、このようなものだったことは間違いない。しかしながら、この第一人称経験が重要だとするならば、自閉症児が正常な心を読むシステムを発達させることができない理由は理解しにくい。なぜなら、おそらく自閉症児は自分自身の心の状態を経験していると考えられるからである。ハンフリーの立場と一致する別の考え方は、私たちはこれらの心の状態を所有しているだけでなく、それらの状態を内省することができるというものである。つまり私たちは、そのような内省の産物としての知識を他者にも帰属させるのだ。この考え方は、本当らしいものと思われる。なぜならこの考え方によると、内省をすることと他者に心の状態を帰属させることが自閉症児には困難であると予想されるのだが、実際その通りだという多少の証拠がある。

言語と心を読むことの関係

これについての良い例は、ノーム・チョムスキー（Noam Chomsky）の「言語能力」である。これはスティーヴ・ピンカー（Steve Pinker 1994）によって「言語本能」と呼ばれている。ピンカーはチョムスキーの考えをさらに進めて、言語能力は自然選択の産物であると主張した。このことから、言語能力と心を読むシステムの関係――関係があるとして――が問題になってくる。驚くことに、言語の本質と進化に関するピンカーの優れた著書の中では、この点が述べられていない。私は、いくつかの問題を強調するために、この大きな話題に関してはほんの少し述べるだけにする。

このような進化の議論のなかでは、憶測を交えた主張を議論していることは明らかである。しかしそれにもかかわらず、いくつかの可能なシナリオを展開してみる価値はある。最初に言語が進化し、次に心を読むことが進化したのだろうか？　その逆だったろうか？　これらの出来事には不可欠な順番があって、あるシステムにとっては、他のシステムが基礎として不可欠だったのか？　それともこれらの二つの能力は、独立した問題を解決するために別々に進化し、その後で相互に支え合うようになったのだろうか？

ピンカー（Pinker 1994）によると、心を読むことは言語能力と「無関係に」生じたと思わせられるかもしれない。「私たちは互いの脳の中で起こっている出来事を、非常に正確に描いてみることができる……。単に口から騒音を発するだけで、私たちはお互いの心の中に、精確な新しい観念の組合わせを作りだすことができる」（同、p.15）。ピンカーは同じ文脈のもとで、どの言語集団のなかでも、基準的な語彙が便利なのは、「概念を心から心へと即座に伝える」ことができる点だと論じている（同、p.84）。互いに情報を交わし、互いの思想を交換する――これが言語の枢要な使い方の一つであるという点で、ピンカーの指摘はまさにその通りだ。しかし私たちがすでに心の読み手になっていなかったとしたら、このようなことができるだろうか。おそらくできないと思う。いまその理由を知るために、完全な言語能力はもっているが、心を読むことができない人を考えてみよう（自閉症はおそらくそのような例である）。このような人は、「どこにお住まいですか?」のような質問に対しては、完璧な文章で答えることができる。しかし社交的にとり交わされる対話——普通のコミュニケーション——には参加することができない。

ピンカーは、「どこでも二人以上人が集まればすぐに言葉を交わすようになる」と述べている（同、p.17）。このこと自体は確かにその通りだ。しかし意思を伝達したり、情報を交換したり、説得したり、他者の考えを見抜いたりすることに駆り立てているものは、主として心を読むことにもとづいている。心を読むことは、言語能力によって可能になる。しかし言語能力は、心を読むシステムと結合しないかぎり役に立たない——少なくとも社会的には。

要約すると次のようになる。心を読めなかったり、他者に伝達する気持ちがなかったり、他者のもっている情報を知ろうと思わないと、人はなぜ話すことに退屈を感じてしまうのだろうか。一方、心を読むためには、完全な統語法をもっている必要はないように見える。心を読む最も低いレベルは、他者と情報を共有することである。たとえばよちよち歩きの十四カ月の幼児が、あなたと視線を交わし微笑みながら月を指さして、「お月さん」と言うとき、どう見ても大した統語法は使っていない。しかし、幼児が自分の指さした方向に大人が目を向けるかどうか確認するという事実は、彼女は自分自身のためにだけ言葉やジェスチャーを用いているのではないことを示している。おそらく幼児は自分の興味の対象や出来事に対して、あなたの注意の状態を向けさせようとしたのである。ピンカー（Pinker 1994, p.267）が言っているように、正常に発達した幼児は、おしゃべりが好きだ。しかしおしゃべりの動機は、言語それ自体ではない。それは、心を読むシステムの発達のうちにある。

人間のより高次に発達したレベルでは、皮肉や風刺などの多くのコミュニケーション活動は、心を読むシステムの発達なしには不可能だということも主張されている（Baron-Cohen 1988 ; Sperber and Wilson 1986 ; Happé 1994）。ピンカー（Pinker 1994, pp.229-230）は次のような言い方で、言語と心を読むことの関係を認めている。「人間のコミュニケーションは、単に回線で結ばれた二つのファックスのようなやり方で情報を伝達しているのではない。それは、敏感でたくらみができ、推測ができる社会的な動物による一連の行動のやりとりである」。

心を読むシステムが伴っていないと言語能力が制約されるということは、進化の過程で心を読むことが言語よりも先行していたことを示唆している。しかしながら心を読むシステムが系統発生的にも個体発生的にも、言語能力の存在によって恩恵を被っているというのも、充分に妥当なことである。この関係については、研究はまだほとんどなされていない。

心を読むことの発達に必要な前提条件は何か？

現在、この問題は多くの注目を集めている。私と他の研究者たち（Mundy, Sigman and Kasari 1993；Tantam 1992；Baron-Cohen 1989e, 1991d）は、ＴｏＭＭの発達の必要条件として共同注意（これは私の理論ではＳＡＭによって駆動されるもの）を強調した。これに対して他の研究者は、まったく独立した過程を主張している。たとえばメルツォフとゴプニク（Meltzoff and Gopnik 1993）は、重要なのは模倣の能力であって、なぜなら赤ん坊はこれによって、他者が自分と同じ行為（または同じ表情）をしているとき、他者が何を経験しているかという理解が得られるからであると提案している。これは魅力的な提案であり、他の多くの理論家たちによっても示唆されている（Rogers and Pennington 1991；Hay, Stimson and Castle 1991；Whiten 1991）[3]。しかしながら、自閉症の模倣の障害に関する証拠が一貫していないという事実は（Charman and Baron-Cohen 1994c）、そこに含まれているプロセスが、単に「模倣が心の理論をもたらす」といった単純なものでなく、非常に複雑なものであることを意味している。

ホブソンは（Hobson 1993b）、生後一カ月間における情緒反応の能力を前提条件として重視している。トレヴァーゼンは（Trevarthen 1979）、それに関連した他の提案をしている。それは赤ん坊の「社会的な動機づけ」、あるいはコミュニケーションへの衝動とでも呼べるようなものである。これらの提案の正否を決定することは、まだ適切な縦断的な研究が完了していないため時期尚早である

心の状態	モデル		
	バロン―コーエン	レスリー[a]	プレマック
欲求	ID	ToBy	Module1
目標（参照）	ID	$ToMM_1$	Module1
価値/力[b]	—	—	Module2
観察する/見る	EDD	$ToMM_1$	ToM
共同注意	SAM	—	—
意図する、振りをする、信じるなど	ToMM	$ToMM_2$	ToM

a．それらは、ここに揚げられていない他の機能をもっているが、これらのモジュールは部分的にこれらの機能をもっている。
b．これは、心の状態よりも社会的な関係である。

表8・2 心を読むシステムの３つのモデル間の比較

(Charman et al. 未刊、を参照)。しかし一つの可能性として、これらの「候補にあげられている前提条件」のいくつかは、実際には心を読む能力の発達と無関係かもしれない。つまり、それらの前提条件が欠けている場合でも、心を読む能力は発達可能なのかもしれない。また別の可能性として、これらの前提条件の一つないしはいくつかの組合せが、心を読むためには不可欠であるのかもしれない。これらの問題に答えることは、この分野の重要な進歩につながるだろう。

心を読むシステムのさまざまなモデルの比較

心を読むシステムのモデルは、まだ未熟なものである。しかしこれまで展開されてきたモデルの違いに焦点を当てることによって、批判的な検証が今後の研究においてどのように方向づけられるべきかを明らかにしてみたい。私自身の心を読むシステムのモデルは、第４章で述べた通りである。ここでは私自身のモデルと比較するため、レスリー（Leslie 1994）とプレマック（Premack 1993）の二つのモデルを選んだ（第4章では、レスリーの心を読むシステムのモデルにも触れた）。

レスリーは、内的な力や外的な力によって動いていることを確認するためのモジュールを提唱している（これは「メカニックス」モジュール、すなわち身体の理論ＴｏＢｙである）。次に彼は、ＴｏＭＭ１とＴｏＭＭ２に分割されたＴｏＭＭを提唱する。ＴｏＭＭ１は行為者が対象に対して行う行為を認識する。これに対してＴｏＭＭ２は、行為者が問題に対して抱いている態度を計算する。またＴｏＭＭ１は、行為者が知覚しているものを認識する。またプレマックのモデルは、三つのモジュールを仮定する。モジュール１は目標や意図を認識し、モジュール２は意図的な行為の価値や力（「硬い」や「柔らかい」、「向社会的」や「反社会的」、「強制的」や「非強制的」）を表象し、モジュール３は三組の心の状態（知覚、欲求、信念）を認識する。

私自身のモデルと、レスリーやプレマックのモデルとの間に共通性を見いだすことは、それほど難しいことではない。実際に、それぞれのシステムにおける「最初の」モジュールと「最後の」モジュールは、少なくとも**表８・２**にまとめた限りでは共通している。つまり三つのモデルとも、目標志向的な行為を認識する「最初の」モジュールと、行為者がもっているすべての範囲の心の状態を認識する「最後の」モジュールを含んでいる。私のモデルとプレマックのモデルが共通する少なくとも一つの理由は、ＩＤとプレマックが一九九〇年に述べたシステムが酷似していることにある。プレマックのこのシステムは、私に大きな影響を及ぼしている。同じようにまた、私のシステムにおける「最後の」モジュールとレスリーのそれは、私がレスリーのToMM概念をそのまま借りているので、多くの部分で重なり合っている。

私のモデルが他の二つのモデルと異なっている点は、私のモデルでは生物体の目を検出するのに分離したモジュール（EDD）を設けたこと（私は、さまざまな動物が特に目を見ることをが多い点がこれで特記できると考えるので）と、自分と他者が同じものに注意を向けているかどうかを点検するための分離したモジュール（SAM）を含んでいることである。SAMが分離していることについて、私は次の二つの理由を考えている。第一に、自閉症児と生得的に目が見えない児童はSAMに関して対照的であるように思われることである（自閉症児はSAMが障害されているのに対して、目の見えない子はそうでない。**表8・1**を参照）。第二に、SAMは「最後の」モジュールよりもずっと早期に発達するように思われることである。今後の研究で、これらのモデルの区別点がそれぞれどこまで正しいか、検証する必要がある。

「感情移入」における個人差

ある人々は、あまりにも自分自身の観点にとらわれてしまうため、他者の観点に対して不感症になっている。そのような人は、指摘されれば他者の観点を理解することができるが、自発的に考慮したり、直観的にとらえることはない。しかし他の人々は、いちじるしく感情移入的なようである。そのような人とは本当に心が「つながって」いる、理解してもらっていると感じることができる。現在のところ、そのような個人差を測定するための十分な尺度はない。

世間では、女性は男性よりも優れた心の読み手であると言われている。このことは本当なのだろうか。もしそうだとするなら、それは遺伝学的な違いによるものだろうか。そうであるとして、この違いはまた自閉症に見られる明瞭な性比とも関係しているのだろうか（自閉症は圧倒的に男子に多い）。原則的には、正常な人口集団で聴覚記憶や空間能力の範囲を明らかにする検査があるように、わけなく心を読むことのできる者と、現行の実験室テストには成功するが現実社会では仲間から「社会的な手がかりを読むのが遅い」とか「変わり者」とか「感情移入に欠ける」と思われている者を区別するような、心を読むテストを考案することができる。(4)

「感情移入」という用語は、しばしば「共感性」と混同されることがある。しかし感情移入には、もっと別の意味がある。それは、他者の状態に対して情緒的に反応することと関係している。心を読むシステムに関する私のモデルは、情緒の役割に関してはほとんど触れていない。その理由の一つは、私たちは情緒についてまだ良い理論をもつにはほど遠いという私自身の見解によるものである。しかし、人間は「冷たい」計算装置ではないのだから、将来の心を読むモデルは、情緒の役割も十分に考慮に入れる必要がある。

自閉症の多様性

私の説明では、自閉症者には二つだけの変種があるにすぎないと受け取られたとしても、無理からぬところがある。その一つはSAMとToMMの両方に障害をもつグループ（**表8・1**のグループA）。第二は、障害がToMMだけに限定されているグループ（グループB）である。私の主張したいのは、そういうことではない。自閉症の子どもや大人の集団に、これらの二つの下位グループが認められることは示唆したいと思うが、しかしこの他にも、多くの下位型が発見される可能性がある。たとえば自閉症は発達障害であることから、自閉症の理論も発達的なものである必要がある。私自身の理論によると、自閉症の人はいずれの時点においても、心を読むシステムの正常な発達経過と比較して遅れまたは偏りをもっている（Baron-Cohen 1991c）。

このことから、ToMMが少なくとも四歳かおそらく七歳くらいのところまでは発達してくる自閉症の下位グループ（おそらくは成人）があるだろうと思われる。実際にそのような例が、イギリスでもアメリカでも発見されている（Bowler 1992; Ozonoff, Rogers and Pennington 1991; Happé 1994）。私の理論の予測では、そのような人はToMMの発達にもかかわらず、心を読むことに微妙な形で異常をもつことになるだろう。これは単に、心を読む能力が正常な場合よりも遅れて発達してきたことによるのかもしれない。（これは、生まれつき英語を話す人と第二母国語として英語を話す人の違いに似ているだろう。その違いは非常に顕著かもしれないが、たいへん微妙なものかもしれない。）あるいはそうした人たちでは、ToMMの発達が完成に達しなかったという理由も考えられる。(この章の最後でそうした一例を紹介する。)

同じように、心を読むシステムになんらかの異常をもっているだけでなく、他にも(独立した)障害をもっている自閉症の人もいるに違いない。実行システムの障害と心を読めない障害を併せもっている人のことは、すでに述べた。実際にこの障害の組み合わせは、多くの自閉症者に認められる。実行システムの障害は、自閉症とならんで反復的で硬直し柔軟性に欠ける行動をもたらし、心を読めないことは、自閉症に特有の社会的な異常とコミュニケーションの異常をもたらす。この見解はかなり多く支持されている(Rutter and Bailey 1993; Ozonoff 印刷中; Leslie and Roth 1993; Baron-Cohen and Ring 1994)。しかし、心を読むこと(自分自身の欲求や思考をモニターすること)に支障があると計画能力が妨げられるので、このことから実行機能が阻害されることも考えられる。心を読むことと実行機能との関係は、決して直線的なものではない。

またさらに別の下位グループが、他のシステムの障害を含んでいる可能性もある。たとえばフリス(Frith 1989; Shah and Frith 1983, 1993も参照)は、「中枢的統合」への動因という別のシステムを確認している。これは心を読むシステムとも、実行機能のシステムとも独立したもので、多くの自閉症者が、このシステムに障害をもっているかもしれない。要するに自閉症の障害は、心を読めないことだけであると結論づけるには用心が必要ということである。自閉症の中核的な障害は心を読めないことだが、他の障害も同時に生じているかもしれないということを言っておきたい。

注意共有の障害が軽減可能かどうかということも、それに関連する問題である。私のモデルでは、注意共有のメカニズム（SAM）は、他のシステムによって構成されたものではないという意味で「原基的」と呼ばれている。しかしながらクーチェンス（Courchense et al. 印刷中）を含む何人かの理論家たちは、共同注意の能力は、社会的にも非社会的にも、注意を柔軟に切り替える能力にもとづいていると考えている。したがって彼らは、自閉症における共同注意の問題は、注意の切り替えの障害から二次的にもたらされたものと考えている。しかしこの興味深い考え方は、原則として検証可能なものでなければならない。注意の切り替えに問題をもたらす他の条件（たとえば前頭葉の障害、過活動、小脳の異常など）をもっている患者も、共同注意に障害を示すだろうか。もしそうでないとすれば、共同注意が（非社会的な）注意の切り替えのシステムに依存しているという主張は、説得力が弱くなるだろう。

自閉症の早期発見

近年私は、心を読むモデルを自閉症の早期診断に応用してきた。残念なことに、自閉症が確認されてから五〇年が経過した今でも、診断はあまりに遅くなってからなされている。一九八〇年代までは、自閉症は学齢期に達するまで気づかれないでいることが普通だった。誤診の例も多く、また生涯のずっと後になってから適切に診断されるといった状況であった。幸いにも、遅すぎる診断や誤診例は少なくなってきている。しかし、それでもなお、三歳よりずっと以前に診断されるのはむしろ例外である。

私たちは、生後十八カ月の時点で自閉症を判定できないかどうか研究してきた。この時点ではＳＡＭは発達していないし、ＴｏＭＭの発達のどんな兆候も見られない。最初の研究（Baron-Cohen, Allen, and Gillberg 1992）では、同胞が自閉症であることから高い遺伝学的な危険性をもつ十八カ月児について観察した。(5)よちよち歩きのこの時点で共同注意を示さず、単純なごっこ遊びもしない幼児は、まだ診断の下されていない自閉症であることを、私たちは見いだした。二番目の研究（Baron-Cohen, Cox, Baird, Swettenham, Drew, Morgan, Nightingale, and Charman 1994）は、さらに大がかりなものだった。ここでは同じパターンの行動の欠如をもつ子どもたちを見出すために、イングランド南東部で一万六千人のよちよち歩きの幼児にスクリーニング調査を行った。その結果、共同注意の形跡（ＳＡＭが完全であるという正常なサイン）とごっこ遊びの形跡（ＴｏＭＭが発達しはじめているという正常なサイン）を欠く十七名の子どもが発見された。ここでも、これらの幼児の大部分が自閉症と診断された。

十八カ月の時点で、どの自閉症児も共同注意に全般的な障害をもっているという事実（彼らは指さしのジェスチャーをしないだけでなく、他者の視線を追うこともなかった）は、少なくともＳＡＭの障害が自閉症にとって基本的なものであるという見解と一致している。この研究は、この理論が実際の診断に適用できるという点でも重要な意味をもっている。診断の年齢を引き下げることができるならば、少なくとも、このような子どもをもつ家族が直面している不必要な診断の遅れからもたらされる長期にわたる悩みを軽減することができる。そして障害の早い時点で指導や治療を行うことができるようになり、心を読めないことによってもたらされる衝撃を軽くすることができる。

心を読めないことは克服できるか

自閉症でも注目すべき一部の人は、第5章で述べたような単純なテストを達成できる程度までは、心を読めないことを克服できるようである。しかし、これらのテストに失敗しないこと（たとえば人は信念や欲求をもっていることを理解できる）は、彼らが正常な心の読み手であることを意味するのだろうか。この問いに対する最善のアプローチは、テンプル・グランディン（Temple Grandin）という一人の驚くべき自閉症者の例を、詳細に調べることである。彼女は農学の博士号をもっており、コロラド州立大学で教育と研究に従事している。彼女は専門分野の研究論文の執筆に加えて、自伝も執筆している。明らかに、このような業績は信念や欲求の基本的な概念なしには不可能だったと思われる。それでは、彼女は正常な心の読み手なのだろうか。最近、神経科医のオリヴァー・サックス(Oliver Sacks)は、このことを明らかにするために彼女を自宅と研究室に訪ねている(6)。

テンプルは、幼い頃は自閉症の徴候をすべてをもっていた。たとえば正常な子どもはごっこ遊びを幼児の頃から始めるが、彼女がごっこ遊びに参加したのは八歳になってからであった。高校生の頃を思いだして、彼女は次のように語っている。「私は自分が間違ったことをしているということが理解できなかった。自分が変わっているということに気づかなかった。他の子どもたちが変わっていると思っていた。私は、なぜまわりとうまくいかないのかを理解することができなかった。」この点に対するサックスのコメントは、次のようなものである。

何かが他の子どもたちの間では進行していた。何かが急速に、微妙に、そして絶えず変化していた。他の子どもたちの間での意味の交換、交渉やそれに彼らの理解の速やかさは尋常ではなかった。彼女はときに、彼らがテレパシーを使っているのではないかと思うこともあった。彼女は現在では、こうした社会的なシグナルの存在に気づいている。その意味を推論することはできるが、しかし彼女自身はシグナルを知覚できないのだという。この魔法のようなコミュニケーションに、彼女は直接に参加することができない。また、その背後にある多層で万華鏡のような心の状態を想像することもできない。

このことは、彼女が大人として社会的なことに気づくようになっているにもかかわらず、なぜ困難が続いているのかを考えるうえで示唆に富んでいる。サックスは、彼女の大人としての能力について、もう少し述べている。

彼女は、神話やドラマに対してどのような反応をするのだろうか。それらは彼女に、どのような意味を伝えるのだろうか。……彼女は『ロメオとジュリエット』に当惑させられ（「あの人たちは何を考えてるのか、およそ分からなかった」）、また『ハムレット』に関しては、前後の筋書きが分からなくなってしまったという。彼女は、こうした問題を「配列づけの困難」のせいにしたが、実際には主人公に対して感情移入をすることができなかったのだ。つまり、動機や意図が複雑に絡み合った粗筋についていくことができなかったのだ。「単純で強烈な、どこにでもあるような」情緒を理解することはできるが、より複雑な情緒や人々が行う遊びにはついていけかったという。「火星に降りた人類学者のような感じ」とも言った。

彼女は自分の生活を単純にし、すべてを簡単明瞭にしようと苦心した。彼女は長年にわたって、経験に関する膨大な蔵書をつくりあげてきた。それらはビデオテープの蔵書のようなものである。さまざまな状況で人がどのように振舞うのかという「ビデオ」で、それをいつでも心のなかで再生し点検することができた。彼女は、これらの振舞いを何度も繰り返し演じてきた。その結果、ある程度まで、これらのビデオと関連づけて、同じような状況で人がどのように振舞うのかを予測できるようになったのである。彼女は自分の経験を経済誌や『ウォール・ストリート・ジャーナル』などの雑誌を継続的に読むことによって補ってきた。これらの雑誌は、人間に関する彼女の知識を広めてくれた。彼女は、このことについて、「それはまさに厳密に論理的なプロセスです」と述べている。

このことは、うまく適応している自閉症の人が、自分が心を読めないことをどのようにして隠しているのかということに対する手がかりを与えている。第1章で、私はそれを随伴スタンスと呼んだ。テンプル・グランディンは、意図的スタンスを正常なやり方で用いることができない代わりに、随伴スタンスを用いることによって、外見からは予測不可能な人間の行為に対してある予測的な力を与えたのである。このような方法によって、彼女は困難を克服することができきのだろうか。サックスは、テンプルが今でも「いつわりや振りを理解することができないために」あらゆるごまかしに騙されやすく、そのため「(自分にとって未知の情緒に)困惑しないように無関心」を装っていると述べている。このように、初期の発達の様子からすると、彼女はめざましい発達を遂げたということができる。しかし、それでもなお、彼女は自分が「火星人」であると感じているのである。彼女は、正常な意図的スタンスを欠いているため、「私たちにとっては二次的なものであるアルゴリズムを用いて他者の感情、意図、心の状態を計算」しなければならないのである。まるで見知らぬ惑星にいるかのようだと、彼女自身が述べていることは、実際には誇張の部分もある。

彼女が感情を欠いていたり、共感性を基本的に欠いているとは言えない。反対に、彼女の動物的な感覚と感情はあまりにも強烈なために、これらが彼女を絶えず圧倒していたのである。彼女は、動物の苦痛や恐怖といった身体的・生理学的なもの対しては共感できると感じているが、他者の心の状態や他者の視点に対しては感情移入を欠いている。……感覚運動的・具体的・直接的なレベルでは、テンプルは非常に感受性が強かった。「人が怒っているということや笑っているということは分かる」と彼女は語っている。

彼女の場合は、かなりの程度まで、心を読めないことから回復したり、それを克服することができている。彼女は、講義もできるし、本を書くこともできるし、自立生活を営むこともできる。しかし、彼女自身の言葉で言うと、赤ん坊とイナイイナイバー遊びをすることもできない。なぜなら、彼女はタイミングが分からないからである。彼女の言語理解には、次のような特徴がある。

彼女の日常的な言葉や社会的な言葉の理解は、全く異常である。彼女は、比喩や仮定、皮肉、隠喩、冗談などはいまだに理解することができない。しかし、科学や技術に関する言語には安心を覚えている。科学や技術に関する言語は、はるかに明白で行間を読み取る必要が少ない。彼女にとって社会的な言語は難しいものであるが、技術的な言語はずっと易しい。このことが、彼女を科学の世界に入らせたのである。

技術的な言語は、ある意味では「社会的な言語」よりもはるかに実際的なものである。社会的な言語は、比喩的な言い回しで謎かけをしているようなもので、話し手の沈黙の意味や意図を計算しなければならない。このことは、テンプルにとっては一貫して困難なことである。

最後に、正常な大人の親密さ、とりわけ性的な関係についてはどうだろうか。親密さというものは、本質的に心を読む能力と結びついている。実際に、詩の中では、しばしば他者の心に到達したいという衝動は性的に一体になりたいという衝動に例えられる。恋人たちは、単に性的な関係をもつために密着するのではなく、深い精神的なかかわりをもつためにも密着する。このようにして、あなたは実際に他者の考えを知っているかのように、秘密の願いや恐れ、感情などを共有するのである。テンプルの限られた心を読む能力は、このような親密さを楽しませてくれるのだろうか。


いいえ、と彼女は答えた。彼女は、独身主義者だった。彼女は、これまで一度もデートをしたことはなかった。彼女は、こうした関わりにまったく当惑してしまい、どうすることもできなかった。彼女は、話されていることの意味や質問、期待に決して確信をもつことができなかった。そのようなとき、彼女は、彼らがどこの出身なのか、彼らは何を考えているのか、彼らの意図は何なのかが分からなかった。彼らが性的な感情をもっているとしても、デートがうまくいったり、性的な関係をもつことがめったにないのは、自閉症の人に共通した特徴であると、彼女は語っている。

彼女は、自分自身のこうした困難について、「自分の心の中には、〝主観〟つまり他者が所有していると思われる精神がどこか欠けているようだ」と述べている。

テンプル・グランディンにとっては、私がこれまで出会った驚くほど適応している自閉症の大人と同じように、心を読むということは神秘的なもので、困惑させられるものであった。彼らはある程度、「目の言語」を読むことの障害を残しているのである。

謝辞

この本は、私にとって十五年間の航海を記すものである。一九七九年にこの航海が始まったとき、私はオクスフォード大学で人間科学を研究していた。私はそこで、発達心理学の研究を進化生物学に結びつけることができた。この領域で私を鼓舞してくれた師は、Peter Bryant, Richard Dawkins, Tony Boyceだった。この強力な心のカクテルが、興味深い結びつきを可能にしたのである。それによってもたらされたハイブリッドが、この本で述べている進化論的心理学における事例研究である。

私は、仲間たちの援助に対して謝意を述べたいと思っている。はじめは、Uta FrithとAlan Leslieである。彼らは、一九八二年から一九八五年までの間、MRCの認知発達学科で私の学位論文をスーパーバイズしてくれた。自閉症の家系研究ユニットの指導者だったJune Feltonとは、一九八一年から一九八二年まで教師として記念すべき研究をした。これらの三人の仲間が、私の関心に火をつけ、学位論文（この本の多くは、これに由来している）の作成を援助してくれた。

その後の航海で、私は多くの優れた仲間と一緒に研究をする機会に恵まれた。彼らはGillian Baird, Dare Baldwin, Ruth Campbell, Tony Cox, Auriol Drew, Juan Carlos Gòmes, Julie Hadwin, Pat Howlin, Annette Karmiloff-Smith, Sue Leekmam, John Moriarty, Natasha Nightingale, Dave Perrett, Howard Ring, Mike Rutter, Marian

Sigman, Valerie Stone, Luca Surian, John Swettenham, Heather Van der Lely, そして Jane Walker である。この本には、私たちが一緒に研究してきたことの多くが書かれている。

他の仲間たちや友人たちも、私の考えに対して真剣に議論してくれた。私は彼らとのこうした知的なやりとりに感謝している。Janet Astington, Patrick Bolton, Leslie Brothers, Donald Cohen, Helena Cronin, Peter Fonagy, Alison Gopnik, Paul Harris, Ami Klin, Franky Happé, Chris Moore, Josef Perner, Angel Riviere, Jim Russell, Amitta Shah, Helen Tager-Flusberg, Digby Tantam, Henry Wellman, Andy Whiten, そして Lorna Wing である。

最近は、優れたドクターコースの学生たちやマスターコースの学生たちに囲まれ、彼らから多くのことを教えてもらっている。彼らは、Tony Charman, Emma Citron, Pippa Cross, Mary Crowson, Frances Goodhart, Sarah Holroyd, Wendy Phillips, Fiona Scott, そして Ruth Staunton である。この本の中で、彼らの興味深い研究について述べることができることは、私にとって大変嬉しいことである。

The Sybil Elgar School, Ealing; Radlett Lodge School, Hertfordshire; Griffin Manor School, Plumstead; Rosemary School, Islington, London などの自閉症や発達遅滞の学校の生徒たちや教師たちに対して感謝の気持ちを表したいと思っている。彼らは、基本的な施設を提供し、この研究の多くに参加してくれた。

私の研究は、医学研究評議会、精神健康財団、精神医学研究財団、英国評議会、ナフィールド財団、王立協会の基金によって行われた。加えて、国立自閉症協会は、この研究を継続的に援助してくれた。

Alison Gopnik, Juan Carlos Gômez, Nick Humphrey, Paul Bethge は、学術上の要請ということを超えて、この本の最初の原稿を自ら進んで読んでくれた。彼らの注意深いコメントが、この本をよりよいものにしてくれた。私は、彼らに対して非常に感謝している。また、マサチューセッツ工科大学出版会の Teri Mendelsohn と彼女の仲間たちは、編集に関して素晴らしいアドバイスを提供してくれた。

最後に、私の家族の Bridget と Sam と Kate に感謝したい。彼らは、Diddywell の Lolek Holzer に引きこもってこの本を書いている間、私を暖かく励まし、じっと辛抱してくれた。Dan と Ash と Liz は、素敵なユーモアをくれた。また、私の両親と姉の Suzanna は、今日の私に多大の影響を与えた。

原註

第1章

（1） 心の哲学では「意図的 intentional」という語は、意図性 intentionality をもつ用語のすべてを指し示すために用いられる。すなわち命題の内容を指し示したり、それに向けられた特性のことである。それ以上の議論については、Brentano（1874）と Dennett（1978a）を参照。

（2） この考えを自閉症との関連で論じたものについては Hobson（1993a）を参照。

（3） Humphrey（1993）は、「マインド・ブラインドネス」という用語を、視覚失認、すなわち見ているものを認知できない状態を指し示すために用いている。恐らく、ベルリンの生理学者の Herman Munk（1878；Benton 1991 の引用による）が、mindblindness という用語をつくった最初の人物と思われる。彼は、この用語を犬の後頭葉の視覚中枢の破壊によってもたらされた状態を述べるために用いた。この状態は、視覚失認として知られるようになった。Heinrich Kluver and Paul Bucky は、古典的になった一九三八年の論文で同じような用語を用いた。これは「精神盲 psychic blindness」というもので、両側頭葉の切除手術によって視覚失認を来した実験動物（通常は猿）を指している。Kluver and Bucky にとって、この用語は、これらの動物が示す社会的な欠陥とも関係している。私は、この用語は、心の状態の認知と理解ができない状態に対して、よりよく当てはまるものと考えている。Humphry（1984, p.40）は、隔離飼育によって blindsight（見ることができないと思われる状態）になった猿は「他の猿は見ることができるということが理解できない」ことを示唆している。このことは（本書第5章で明らかなように）、自閉症の方がより現実的でさらに明白な例ではあるが、私が言う心を読めないことの意味により近いものと思う。

（4）Humphrey のシュミレーション理論の例は、彼の一九八四年の著書の六ページに見られる。最近のシュミレーション理論の論議については、*Mind and Language* 6（1992）, Nos.1 and 2. を参照。また、それへの反論については Gopnik and Wellman（1994）を参照。シュミレーションについては、第8章で再説する。

第2章

（1）Harlow and Harlow（1962）は、科学的な条件のもとで幼い猿と、養育する大人猿との間の愛着が破壊されたとき、悲惨な結果が生じることを述べている。

（2）ここで用いる「モジュール」という用語は Fodor（1983）から借用した。Fodor はモジュールと見なすものを定義するために、ある範囲の基準を示唆している。しかし、それらの基準がすべてのモジュールに当てはまるわけではない。このことについては、第5章でさらに詳しく述べる。発達に適用された場合のモジュール性の概念に関しては、Karmiloff-Smith（1992）と Baron-Cohen（1994b, 1995a）を参照。

（3）ある意味で、すべての問題は「遠位方向の」再生産に影響を及ぼす。しかしながらCosmidesの考え方は十分に明白である。ある問題は、再生産に対して高度な近位効果をもっている。私たちが焦点を当てなければならないのは、このような近位のメカニズムである。
（4）第4章で、洪積世期の前後に、今日の私たちを熟練した心の読み手（マインドリーダー）にした進化メカニズムの見定めを試みる。

第3章

（1）進化が解決に「恩恵を与えた」と語るとき、そこに擬人法がつきまとうことには十分気づいている。読者は、とりあえず用いたこの文体上の工夫を大目に見て、文字通りには受け取られないように願う。
（2）この要約はBaron-Cohen（1995b）からとったものである。
（3）私は、Alison Gopnikが、「脳視鏡 brainscope」そして「心視鏡 mindscope」という用語をつくってくれたことに感謝している。
（4）通俗心理学は、文化の違いによって非常に異なっている。しかしながらそれらに共通することとして、行動を理解する場合に、心の状態の帰属を用いていることである。
（5）それ以上の議論については、Baron-Cohen（1988）とHappé（1994）を参照。

第4章

（1）Premackのモデルは I Dと非常に似ている。実際に I Dの着想に対してインスピレーションを与えている。しかしながら以下の註を参照すること。

（2）Premack（1993）は、GOALを知覚するためのインプットの条件は、拘束から逃れる、重力を克服する、接触を探るという三種類に限定されると考えている。私は、その条件をもっと拡大して考えたい。

（3）しかしながら、I DはToByの下位モジュールである可能性もある。

（4）Phillips, Baron-Cohen, and Rutter（1992）をも参照。

（5）Perrett and Emery（1994）は、心を読むシステムが「注意の方向の検出器」（DAD；Direction of Attention Detector）をも含むことを示唆している。しかしながら I Dは既にそのような情報を所有しており、またその情報を行為者の目的という観点から解釈している。したがって私は、本質的な意味でDADがそれに対して貢献しているとは思わない。これに関しては、Baron-Cohen（1994）がさらに論じている。

（6）ここで明らかなように、EDDに関する私の考え方は、Digby Tantam（1992）が提唱したものと、多くの興味深い点で一致している。彼は、注視に対する人間の反応は、原始的なメカニズムを含んでいるという考えを詳細に述べている。EDDはある意味において、そのようなメカニズムの働きや制約を明確にしようとするものである。

（7）目と似た刺激については、Blest（1957）を参照。

（8）Spitz（1946）も参照。

(9) Haith, Bergman, and Moore（1977）は、生後七週から十一週の乳児が、口よりも目の方をほぼ十倍も長く見ることを発見している。Lasky and Klein（1979）は、生後五カ月の乳児が、視線を逸らしている顔よりもアイコンタクトを維持している顔を長く見ることを見いだしている。Samuels（1985）とEhrlich（1993）は、これよりも年齢の低い乳児の場合には、回避された視線よりもアイコンタクトの方を好むという明確な証拠を見いだすことができなかった。しかし、Vicera and Johnson（1994）は、最近になって証拠を見いだしている。

(10) この用語も、Bakeman and Adamson（1984）やTrevarthen（1979）の研究によってもたらされたものである。Hobson（1984?, 1993a,b）も「三角」（triangular）関係の考えを用いている。私の理論では、その用語は表象のクラスを指している。

(11) 三項表象は、単に二項表象が順々に起こることではない。なぜなら二項表象は、少なくとも行為者の一人が、他の行為者が同じものを同時に知覚していることに気づくことを意味するものではないからである。このことを明らかにするためには、二つの二項表象を隠しておく必要があると思われる。

(12) ＥＤＤの二項機能とＳＡＭの三項機能を区別するという考えに基づいて、Tantam（1992）は、アイコンタクトと「二次的な注視反応 second-gaze response」とを明確に区別している。

(13) 視覚的な視点取り visual perspctive taking の発達の議論に関しては、Flavell, Green, and Flavell（1986）を参照。Povinelli and Eddy（1994）は、チンパンジーはＳＡＭを使わずに注視をモニターしていると述べている。つまりチンパンジーは、彼らが注意を向けているものに他のチンパンジーが注意を向けていることに気づかないままに、他のチンパンジーが注視を転換させた方を向く。このことから、Povinelli and Eddy（1994）は、叙述的な指さしがＳＡＭの存在の明白な指標であると示唆している。叙述的な指さしはチンパンジーでは決して見られない。これに対して、人間では注視のモニターと同時に出現する。この全体的な議論については、Baron-Cohen（1994b）を参照。そこで、この章で論じられた考えが十分に述べてある。

（14）Baldwin（1991）は、生後十八カ月の幼児が、人が意図した指示物を推論するために、視線を用いることを報告している。

（15）なぜ、振りの心の状態を表象する能力が、誤った信念や欺きの信念よりも早期に発達するかについては、まだ明らかにされていない。

（16）Gopnik and Wellman（1992, 1994）を参照。

（17）*Mind and Language* 6 (1992), Nos. 1 and 2. を参照。

（18）さらに言えば、SAMはToMMを引き起こすための必要条件であるが、十分条件ではない。SAMとToMMが実際に独立したメカニズムなのかということについては、Baron-Cohen and Swettenham（印刷中）を参照。

（19）Trevarthen and Hubley（1978）を参照。

（20）私は、ToMMに多くの事柄をもちこんでいることを認める。その発達にはほぼ二年間を要する。将来の理論家は、これに対してさらに区切りを付け加えて、五種類のメカニズムにしたいと思うかもしれない。しかし当面、私は、少なくともモジュール性の基盤（ここではモジュール性は、神経病理学的に分離できるものかという点から定義されている）に関しては、このメカニズムをさらに区切るだけの十分な根拠を見いだすことができない。

第5章

（1） Hobson（1990）が、自閉症と先天的な盲状態を比較・対照することの重要性を明らかにしてくれたことに感謝している。

（2） 自閉症についての次の説明は、両親のために書かれた Baron-Cohen and Bolton（1993）の著書に基づいている。自閉症について優れた展望をしているのは Frith（1989）と Wing（1976）の著書である。

（3） この証拠の多くは、Baron-Cohen（1990；1993）にまとめられている。ここでは、提唱された各メカニズムと関連づけて証拠を展望する。

（4） 自閉症児も、自分のこれまでの欲求を思い出すことができる（Baron-Cohen 1991）。このことは、自閉症児のＩＤが完全なことを意味している。

（5） 自閉症児のＳＡＭに関する私の理論は、Peter Mundy and Marian Sigman（彼らは一九八四年に、自閉症児の共同注意の欠陥と、それが自閉症児の「心の理論」の欠陥の前兆であることを示唆した）と、Digby Tantam（一九九二年の彼の論文は、自閉症児の主要な問題が共同注意の欠陥であることを示唆した）から多大の恩恵を受けている。

（6） この提案は、自閉症児は「社会的な注意」と「二次的な注視反応」に欠陥をもっているという Tantam（1992, p.85）の主張から多大な恩恵を受けている。私は、ＳＡＭとＥＤＤとを区別することによって、それらの間の異なったメカニズムを明らかにする。これに関しては、Baron-Cohen（1994）も参照。

（7） 自閉症の研究における精神年齢についての議論のすべてに関しては、Frith（1989）を参照すること。彼女は、それをHermelin and O'Conner（1970）のアプローチにもとづいて行っている。精神年齢は、標準化されたテストによって評価される。自閉症の研究では、大多数の子どもや大人が自閉症の症状に加えて知的欠陥にも悩まされているという（このことは、精神年齢が生活年齢よりも低い結果をもたらす）理由から、精神年齢を統制する必要がある。

（8）このことについては、たとえばLeekman and Perner（1991）、Leslie and Thaiss（1992）、Baron-Cohen（1989）、Reed and Peterson（1990）を参照。これらの反復された研究はそれぞれ、同じ人形のストーリーを用いている。Leslie and Frith（1988）は、人形の代わりに実際の人を用いて研究している。またSwettenham（1992）は、同じストーリーをコンピューターグラフィックスを用いて研究している。

（9）アメリカのM&Mと同じ英国の菓子である。

（10）このことについては、たとえばRutter（1978）を参照すること。絵画配列テストを用いた二つの研究（Oswald and Ollendick 1989とOzonoff, Pennington, and Rogers 1991）は、このような結果を見いだしていない。しかしながら、Oswald and Ollendickは、元の十五のストーリーの全部を用いたのかどうかを報告していない。このことは、彼らの反復研究の妥当性に対して何らかの疑いを抱かせるものである。一方Ozonoff et al. はすべてのストーリーを用いており、Baron-Cohen, Leslie, and Frith（1986）が見いだしたように、自閉症児は、物理的な因果関係のストーリーで有意に優れた成績をあげることを見いだしている。しかし、心の状態の条件においては、自閉症に特有の欠陥を見いだすことができなかった（なぜなら彼らの研究では、対照群の成績も低かったからである）。このパラダイムの信頼性を確立するためには、さらに研究が必要である。

（11）Reed and Peterson（1990）は、これらの知見を反復するために、知的障害児を対照群に含めて研究した。彼らも同じように、知識の理解（自閉症児の二十三％がパス）と信念の理解（自閉症児の十五％がパス）における重篤な欠陥を見いだした。このことは、自閉症児にとって、知識の理解が信念の理解よりもいくらか容易であることを示唆している。しかし自閉症児のこれら二つの理解は、知的障害児よりも重く障害されていることを示唆している。

（12） たとえばBaron-Cohen（1987）、Ungere and Sigman（1981）、Gould（1986）、Charman and Baron-Cohen（1994）を参照。しかしながらいくつかの反論がある。その一つは、Lewis and Boucher（1988）が、他の研究では自閉症児の機能的な遊びのレベルは正常とされているが、低いことを見いだしたことである。さらに、彼らは、自閉症児は誘導や教示の条件のもとではごっこ遊びをするが、自発的にはしないことを観察している。この結果の解釈は様々である（Baron-Cohen 1989, 1990；Boucher and Lewis 1990；Haris 1993）。加えて、Kavanaugh and Harris（1994）は、自閉症児はごっこ遊びの結果を完全に理解できるという知見を報告している。しかしながら、Kavanaugh and Harris（1994）の方法が、ごっこそのものの理解を要求しているのかどうかは確証されていない。

（13） 初期の研究で、Hobson（1986a,b）は、自閉症の被験者は、情緒表出マッチング課題において、統制群よりも有意に成績が低いことを見いだしている。しかし、こうした違いは、言語精神年齢によって群をマッチさせると見られなかった（Hobson, Ouston, and Lee 1988a,b, 1989；Tantam et al. 1989；Prior, Dahlstrom, and Squires 1990；Ozonoff, Penington, and Rogers 1990）。

情緒の認知の欠陥は、他の臨床的な障害においても見いだされている。たとえば精神分裂病（Cutting 1981；Novic, Luchins, and Perline 1984）、知的障害（Gray, Frazer, and Leuder 1983）、児童虐待（Camras, Grow, and Ribordy 1983）、聾（Odom, Blanton, and Laukhuf 1973）、相貌失認

（De Kosky et al. 1980; Kurucz, Feldmar, and Werner 1979）。

私は、ここでは自閉症児の情緒経験については、何も語らなかった。このことはたしかに重要ではあるが、私は心を読むシステムの構造の中に、情緒経験に関連するメカニズムを含めなかった。しかしながら、自閉症児の共感性には異常が見られるという証拠もある（Yirmia et al. 1992）。したがって、この点については、今後さらに理論的に研究する必要がある。

（14）この結果は、Ozonoff, Pennington, and Rogers（1991）によって反復されている。

（15）この結果も、Ozonoff, Pennington, and Rogers（1991）によって反復されている。

第6章

（1）SPECT ＝ Single Photon Emmision Computed Tomography

（2）しかしながらＥＤＤとは違って、ＳＡＭとＩＤは無モード的なものであることに注意すること。この点から、それらはより複雑な脳の基礎をもっていると思われる。

（3）この研究では、患者は生命のあるものとないものを区別する能力がテストされた。これは、それと同じではないが、おそらく行為者／非行為者の区別と重なるものである。

（4）おそらく、この仮説の最も初期のバージョンは、Kleist（1931; Benton 1992 に引用）によって提唱された。彼は眼窩前頭葉皮質＝辺縁系領域が「自我の機能」の助けに貢献する回路を形成することを示唆している。

（5）総説は Bishop（1992）を参照。

（6）Brothers（1995）は、眼窩前頭葉皮質と上側頭溝、それに扁桃体の重要性に関してだけでなく、それらの結合がどのようにして「暖かい」社会的な認知と「冷たい」社会的な認知を媒介するかについても論じている。

第7章

（1） 心を読むシステムのモデルについての記述は、Baron-Cohen（1994b）の著書において中心的なものである。その記述には、専門家の読者のためにさまざまなコメントがつけられている。

（2） この節の参考文献はDorscher（1971, p.14）に見られる。

（3） 目が一個しかない場合でもEDDが発火するかどうかは、興味深い問題である。私は、EDDは二つの目を検出したときに、最もよく発火すると推測しているが、この推測はScaife（1976）によってある程度支持されている。これに関して、大部分の捕食動物が単眼視でなく両眼視であることは、「自然の法則」にかなっている。両眼視の現象はおそらく自然の遺伝法則によってもたらされるもので、これは単眼症という異常から明らかである。この異常は、単眼だったギリシア神話のポリフェーモス像から、その名（Cyclops）をとったものである。彼の目は額の中央でにらんでいた。単眼症は、放射線や毒物によって、人や動物が額の中心に一個だけの目をもって生まれてくる遺伝的な突然変異である〔原文の通りに訳す。単眼症は発生異常であるが、遺伝子突然変異 genetic mutation に起因するという明確なデータは現在得られていない。訳者〕。単眼症は、新生児が生後一日も生き延びないような他の致命的な異常に伴っても生じてくる。このような遺伝的な異常は、二つの目の発生を制御する遺伝学的なメカニズムの存在を表している。これらのメカニズムは、進化の非常に古い時期からのものと思われる。

（4）この研究では、鳥は視線の方向と頭部の方向の両者を手がかりとして用いることができた。

（5）展望については Arduino Gould（1984）を参照。

（6）Povinelli and Eddy（印刷中）は、人間以外の霊長類にも視線のモニタリングが見られること、しかしそれは人間における視線のモニタリングと比較するとより反射的なものであることを指摘している。

（7）擬人法論は明らかにここでは危険なものである。しかしそれにもかかわらず私は、Leaky and Lewin の指摘は明白なものと考える。

（8）この部分の出典は、Stevenson（1946）である。

（9）私は、Alison Gopnik に感謝している。彼は、愛する者の鼻について詩をつくることは、その人の目について述べるよりもずっと困難なことを、私に思い出させてくれた。以上に論じてきた進化論の観点からすると、これは別に驚くべきことではない。

（10）注視の社会心理学全部についての総説は、Fehr and Exline（1978）を参照。注視の持続に影響をもたらす要因についても取り上げられている。

第8章

（1）Juan Carlos Gòmez は、ムニという名のゴリラ（Whiten 1991 に述べられている）が、ボノボの「目隠し遊び」に似た、自分の認知を使った遊びをすることを教えてくれた。

（2）現在 Valerie Stone と私は、この主張を注意深くテストしている。

（3）Rogers and Pennington（1992）や Meltzoff and Gopnik（1993）は、自閉症児の模倣に関す

る研究の総説を書いている。それは、ToMMの発達にとって模倣は前駆的な位置づけをなしているという問題と非常に関係している。しかしCharman and Baron-Cohen（1994c）は、自閉症児には模倣＝前駆仮説が容易には当てはまらないというデータを報告している。後者の論文が指摘しているように、この領域におけるこれまでの研究は、三十年以上にもわたって困難なものであった。なぜなら、精神年齢の異なるさまざまな子どものサンプルがテストされてきたからである。したがってこの論題について明らかにするためには、それぞれの研究を注意深く再吟味しながら比較する必要がある。

（4）現在、Wendy Phillip, Michael Rutter、および私は、このようなテストをつくっている。

（5）Folstein and Rutter（1988）を参照すること。

（6）Temple Grandinに関する以下の物語は、*The New Yorker*（Sacks 1994）に報告されたもののみにもとづいている。

訳者あとがき

バロン＝コーエン（Simon Baron-Cohen）は現在、ケンブリッジ大学の実験心理学・精神医学部門で精神病理学のスタッフとして活躍している。彼は一九八五年以降に、学位論文の指導者でもあったレスリー（Alan M. Leslie）やフリス（Chris D. Frith）とともに、自閉症の一つの新しい見方を提唱して、大きな関心と議論を巻き起こした。自閉症における基本的な障害は「心の理論」が欠如していることにあるというのが、提唱の骨子である。

自閉症は一九四三年にカナー（Leo Kanner）が初めて記載したもので、生まれながらにして他の人々と感情的接触をもつことができず、分裂病に類似して見える自閉状態が継続するものとされた。当初カナーは、もっとも早く発病する分裂病ではないかと考えていたが、この見方はカナー自身によって間もなく否定された。一九四〇年代から五〇年代にかけては、力動精神医学的な考え方から、自閉症の成因として心因説が唱えられた。しかし一九六〇年代になって、ラター（Michael Rutter）らが言語・認知障害説を提唱して、大きな転機を迎えた。その考え方からすると、自閉症においては一次的なのは言語と認知の障害であって、対人関係の異常はそこから派生する二次的な障害とされる。ただしこの考え方でも、言語障害については、発達性失語症では言語障害がありながらも対人接触にはあまり大きな障害は見られないといったことから、社会的認知の障害に焦点が絞られてゆくことになったが、自閉症に見られる社会的認知の障害がどのような背景から生ずるのかについては充分な説明がつかないままであった。いま一つ、この時代に病因論的な面で大きな転換が見られた。それは、自閉症者は思春期に達するまでに二〇〜三〇パーセントがてんかん発作を起こするようになるという事実の判明だった。こうしたことから、自閉症の心因説はすっかり斥けられてしまう形勢となった。

一九八〇年代からの自閉症の「心の理論」の障害説は、一九六〇年代からの言語・認知障害説をゆるがす大きな自閉症研究の転換であった。それと時を同じくして、自閉症者の脳では形態学的な異常として、小脳虫部および小脳半球が小さいということが指摘されるようになった。それまで、自閉症においては大脳が障害されているという考え方が主流だったので、小脳に異常があるという指摘は意外なものと受け取られた。小脳の異常の意味については、注意の障害と関連があるのではないかという考え方も出されているが、まだ定説は確立していない。このように自閉症研究のあとを振り返ると、ほぼ二〇年ごとに画期が訪れて、心理的な基本障害の考え方と、病因ないし脳の局在論の双方に、並行して大きな転換が見られてきたことに、気付かれるのである。

バロン＝コーエンは本書において、これまでの研究をまとめ、また発展させて、心を読むこと（マインド・リーディング）の四つのメカニズムを提唱している。そして自閉症においては、ＩＤ（意図の検出器）とＥＤＤ（視線の検出器）は正常であるが、ＳＡＭ（注意共有の仕組み）とＴｏＭＭ（心の理論の仕組み）に欠陥があるとしている。そしてこれら四つのメカニズムは、人類の祖先動物からホモ・サピエンスに至る進化の途上で獲得されてきたものであるとして、脳における局在についても本書で論じている（第六章）。

このような「心の理論」といった考え方に対して、そもそも幼児の心の理解というものは、まったく理論というものではないという反論がある。このような「非理論」の立場に立つ発達論者で、自閉症の研究者でもあるホブソン（R. Peter Hobson）は、子どもの心の概念が「理論と似ている」場合があることは認めるが、理論化が子どもの知識の根本的源泉ではないと主張している。むしろ、他者についての私たちの知識（他者の心を含めて）は、他者に対する「直接に体験された」態度にもとづくものだというのが、ホブソンの主張である。このような説明は経験的基礎を強調するものであり、理解の推論的な基礎のみを強調する「理論説」とは対立的な立場にある。「心の理論」派であるレスリーは、自閉症の子どもは「振り」遊びに特有の欠陥を示し、それはメタ表象能力の欠落のためであると主張している。そしてメタ表象能力は本質的に認知的な性質のもので、生物学的に規定されているとしている。ホブソンはこれに対して、メタ表象能力は、他の人々と世界の間の内包的な関係についての意識が開けてゆくことの準備段階というよりは、結果としての所産であると主張し、真っ向から対立している。そしてホブソンは自閉症について、次のように主張する。自閉症にみられる抽象機能の困難は、自閉症の認知障害を構成する重要な一側面ではあるが、この困難は認知の問題には違いないが、その起源は情緒的・意欲的で、社会的なものであり、その表れは自閉症児が成長するにつれて、それぞれの段階に特有な形をとると強調している。ただホブソンも、自閉症児には他者との情緒的な対人関係を発展させるのに必要な行為と反応の連動を司る本質的基礎が欠如していることは認めている。

このように、レスリーやバロン＝コーエンらの「心の理論」派の考え方と、ホブソンらの「非理論」派の考え方の相違は、かなり基本的な対立のように思われる。本書でバロン＝コーエンは進化論的心理学の考え方について触れているが、進化論になぞらえて言えば、バロン＝コーエンやレスリーらはいわばダーウィン的で、ホブソンらはラマルク的とも言える。

自閉症の基本障害についての「心の理論」による理解は、ウィング（Lorna Wing）が言うところの障害の三つ組、すなわち対人関係の障害、コミュニケーションの障害、「ごっこ」遊びのできないこと、についてはよく当てはまる。しかし最近の自閉症の診断基準の三つ組、すなわち対人的相互反応の質的な障害、コミュニケーションの質的な障害、そして行動・興味さらに活動の限定された反復的で常同的な様式、については前二者はよく説明できるが、第三の基準である興味の限局や常同的な活動については、よく説明できない。最近オゾノフ (Sally Ozonoff) は、自閉症の実行機能の障害説を提唱している。実行機能の障害によって興味の限局や常同的な活動が生じることは理解しやすいが、対人的接触やコミュニケーションの障害については、いま一つ納得のゆく説明に欠ける。しかも実行機能の障害は自閉症のみに特有のものでなく、注意欠陥／多動障害にも認められるというふうに、特異性に欠ける憾みがある。

さきにも述べたホブソンの自閉症についての考え方も、その意図はよく判るが、いま一つ実証性に欠ける。その意味では、現時点においては「心の理論」による自閉症の説明の方が、より本質に迫っており、また明晰でもある。ただし「心の理論」によって自閉症がすっかり解明されたわけではないことも、念頭に置いておく必要はある。

一般生物学の立場から見るとき、本書で展開されている考え方はとりわけ説得力がある。野性で生きている動物にとって、出逢った相手個体が次に何をする「つもり」なのか、端的に言って敵か友かを瞬時に見抜く能力は、大きな生存価値をもっているだろう。アフリカの草原のガゼルは、ライオンの姿が遠くに見えただけで落ち着かなくなるかと思えば、すぐ近くをライオンが通っても平然と草を食べていることがある。後者の場合、ライオンは食事を済ませた後である等の理由から、いまガゼルを襲う「つもり」が全然ない。ライオンの態度には、観察する研究者にはまだ具体的に突き止められない微妙な違いがあり、ガゼルはこれを敏感に見分けているのだという（本書にも、そうした研究の一端が紹介されている）。霊長類からやがて人類へと進化していった系列の場合、敵か味方かという見分けが、特に相手の目によってなされるようになってきたので、視線の検出器には大きな選択価値が与えられ、進化によって強化され、さらに社会的な諸関係に見合って洗練されてきた。「心の理論」を生物学の側から援護すれば、このような位置づけができるだろう。臨床医学では、ことに精神症状に関する場合、診断でも治療でも、個人ごとに微妙に違う差異にこそ注目せねばならない。自閉症の「心の理論」が、かなりの説得力をもちつつも、しばしば最後のところで「……しかし」という迎えられかたをする理由の一つは、この説明がいかにもすっきりと割り切れていること、割り切れすぎていることにあるのかもしれない。

バロン＝コーエン流の理解は、進化論的心理学を基礎とするからには、動物と人間との連続性を前提とする。人類が他の動物と別個に創造されたとする進化論無視の主張は、米国の極端な創造主義などを除けば、現代ではもはや研究者はもとより、社会一般の常識もこれを受け入れてはいない。それでもなお、こと精神に関しては、人間と動物の間に大きな落差があると見ないと安心できない人は多いだろう。とりわけ精神機能の複雑さ、奥深さをよく知っている専門の臨床家は、人間の精神活動を動物と一本の線につないでしまう進化論的心理学に対して、したがって進化論的心理学を基礎とする自閉症の「心の理論」に対して、ふたたび「……しかし」と言いたくなるかもしれない。しかし、これらの「……しかし」にもかかわらず、本書で提出されている明晰な理論が、さらに追求してゆくに値するものであること、とりわけ実証的に仮説の当否を判別しやすい構造になっているのがその長所の一つであることには、大方の同意が得られるだろう。今後の研究の展開をさらに期待したい。

本書（Simon Baron-Cohen, *Mindblindness: An Essay on Autism and Theory of Mind*, The MIT Press, 1995）の翻訳は、生物学、小児精神神経学、心理学という関連しあいながら別個の専攻分野をもつ長野、長畑、今野の三名が、意見を交換しつつ進めることができた。第七章にはシェークスピア、バイロン、シェリーなど多数の文学作品が引用されている。それぞれ本書の文脈に従って新たに訳出したが、これまで刊行された翻訳を参照したことも多かった。特にシェリーの作品については、文教大学文学部の石原武教授にご教示を得たことに、厚くお礼申しあげる。

青土社の清水康雄社長は、原書刊行直後にいち早く注目されて、われわれに翻訳紹介を勧められた。そのさい掲げられた、時期を失しないうちになるべく早くという努力目標については、すれすれ合格と判定を得られるかどうか。最後の追い込みなどで、とりわけ奮闘し尽力して戴いた編集部の前田晃一氏に、最後だが最小でない謝辞を申しあげる。

一九九七年一月

訳者一同

新装版あとがき

「心の理論」を論じた本書は、手堅い内容であるものの、正直に言って多少アピール度が地味であろうかと気遣っていたが、幸い新装版として増刷の運びとなり、嬉しく思っている。

他者にも自分と同じ「心」があるという前提で他者に対応する姿勢が、自己の心理的装置として有用であるがゆえに、ダーウィン的な進化によって確立してきたという考えそのものは、心を見る理論的な立場と言えるが、それを幼児の心の発達の障害の結果である自閉症（マインド・ブラインドネス）と具体的に結びつけて、実地に役立つ形で説いているところに、本書がひろい読者の関心を惹きえた理由があろうかと思う。インターネット上でも（内容を勝手に引用することは控えるが）、児童の発達心理学の方面の学会で、本書を取り上げて論じている例なども見られるようだ。

こうした臨床的な側面とならんで、著者バロン＝コーエンの論旨を、元来の出発点である進化生物学の方向に広げれば、動物にも「心の理論」は存在するだろうかという疑問に行きつく。ひところ行動主義心理学の過剰な影響から、こうした疑問を発すること自体が許しがたいことだとする硬い姿勢もあったが、近年では疑問を発するどころか、大いに積極的に動物の「心の理論」を肯定する立場も、はっきり地歩を確立したように見える。こちらの面では、すでにグリフィン『動物の心』やマリアン・ドーキンス『動物たちの心の世界』など（ともに青土社刊行）が訳出されているし、バロン＝コーエンの本書以後にも、ロジャース『意識する動物たち』（青土社）が紹介された。

実地と理論の両面で、本書が今後も議論の発展のいとぐちの一つとして役立ち続けるように願っている。

二〇〇二年六月　　訳者

自閉症とマインド・ブラインドネス　新装版

二〇〇二年六月二八日　第一刷発行
二〇〇九年五月二九日　第三刷発行
ISBN4-7917-5968-0

著　者　サイモン・バロン＝コーエン
訳　者　長野敬・長畑正道・今野義孝
発行者　清水一人
発行所　青土社
東京都千代田区神田神保町一―二九　市瀬ビル〒一〇一―〇〇五一
(電話) 三二九一―九三八一 [編集]　三二九四―七八二九 [営業]
(振替) 〇〇一九〇―七―一九二九五五
印刷所　ディグ
製本所　小泉製本
装　幀　戸田ツトム

人名索引

ア行

アーガイル Argyle,M. 175,194-195
アッカーリー Ackerly,S. 153
アッグルトン Aggleton,J. 152
アマラル Amaral,D. 152
アルトマン Altman,S. 167
アレクサンダー Alexander,M. 154
ヴィセラ Vicera,S. 82
ウィマー Wimmer,H. 126,130
ウィルソン Wilson,D. 59-63,217
ウェルマン Wellman,H. 102-103,109,112-113,138,212
ウォーカー Walker,J. 119,175
ウォリントン Warrington,E. 78,156
ウォルフ Wolff,P. 82
ウッドラフ Woodruff,G. 105,201-202
ウルベーク Ulbaek,I. 77
エステス Estes,D. 138
エスリンガー Eslinger,P. 153
エディ Eddy,T. 205-207
エル Ell,P. 154
エルズワース Ellsworth,P. 195
オースティン Austin,J. 59
オスワルド Oswald,D. 135
オゾノフ Ozonoff,S. 130,211,223-224
オレンディック，Ollendick,T. 135

カ行

ガー Gur,R. 176
カウイ Cowey,A. 150
カサリ Kasari,C. 218
カスマレク Kaczmarek,B. 154
カナー Kanner,L. 115
カーミロフ＝スミス Karmiloff-Smith,A. 95,119,175
カミングズ Cummings,W. 166
キーティング Keating,C. 166
キーティング Keating,E. 166
ギブソン Gibson,J. 192
ギャラップ Gallup,G. 166
キャン Cann,W. 150
キャンベル Campbell,R. 95,119,150,175,178
キング King,M. 172
クーチェンス Courchense,E. 225
クボタ Kubota,K 152
グッドハート Goodhart,F. 122,133
グライス Grice,H.P. 59
グライトマン Gleitman,L. 122,141
グランディン Grandin,T. 227-233
グラント Grant,J. 119,175
グリーン Green,F. 138
クリング Kling,A. 152,158
クルシオ Curcio,F. 122
クレーン Crane,A. 152
クロス Cross,P. 81,135,176
グロス Gross,C. 150.
ケンパー Kemper,T. 157
ゲート Gale,A. 172
コスタ Costa,D. 154
コスマイズ Cosmides,L. 16,32-40,66
ゴプニク Gopmik,A. 26-27,109,212,218
ゴメズ Gòmez,J.C. 169
ゴルドマン＝ラキック Goldman-Rakic,P. 152,166

サ行

サイス Thaiss,L. 98,213
サイヤー Thyer,S. 172,195
サックス Sacks,O. 227-230
ジェームズ James,J. 172
シグマン Sigman,M. 218
シッフ Schiff,W. 195
シャー Shah,A. 224
ジャージリー Geregely,G. 77
シャファー Schaffer,H. 82
シャラー Schaller,G. 167
シャリス Shallice,T. 78,156
シュミッツ Schmitz,P. 154
ジョリー Jolly,A. 202

ジョンソン Johnson,M. 82
ジンメル Simmel,M. 74-77
スケーフ Scaife,M. 93,166
スターン Stern,D. 80,82
スタス Stuss,D. 154
スパーバー Sperber,D. 26,59-63,217
スピッツ Spitz,A. 135
セーファース Seyfarth,R. 169
ソディアン Sodian,B. 104,135

タ行

ダーウィン Darwin,C. 32-35,58
ダッサー Dasser,V. 77,202
ダマジオ Damasio,A. 153-154
タン Tan,J. 119-120
ダン Dunn,J. 102
チェニー Cheney,D. 169
チャーチランド Churchland,P. 55
チャーマン Charman,T. 213,218-219,226
チャンス Chance,M. 167,169
チャンプネス Champness,B. 82,163,172
チョムスキー Chomsky,N. 34,37,142,214-215
テージャー=フルスバーグ Tager-Flusberg,H. 118-119,154
デール Dale,N. 102
ティンバーゲン Tinbergen,N. 79
デジモン Desimone,R. 150
デネット Dennet,D. 25,50-57,126,145,202
デロン DeLong,G. 157
ド・ワール De Waal,F. 167-168,204-206
トゥービー Tooby,J. 16,32,66
ドヴォアー Devore,I. 167
トマセロ Tomasello,M. 96
トラネル Tranel,D. 153-154
トレヴァーゼン Trevarthen,C. 106,218

ナ行

ナカムラ Nakamura,K. 152
ナッシュ Nash,R. 166
ニコルズ Nichols,K. 82,163,172

ハ行

バーグハート Burghardt,G. 166
バーグマン Bergman,T. 79
バートン Burton,M. 152
パーナー Perner,J. 102,126-133,200-203,211,213
バーバス Barbas,H. 152
バーロー Barlow,J. 32
バーン Byrne,R. 40-41,169,203-204
ハイダー Heider,F. 74-77
ハウザー Hauser,S. 157
バウマン Bauman,M. 157
バターワース Butterworth,G. 82,93
パッシンガム Passingham,R. 152
ハッペ Happé, F. 154,217,223
パプーセク Papousek H. 81
パプーセク Papousek M. 81
ハリス Harris,P. 66,119-120,136,176
ハルペリン Halperin,S. 169
バロン=コーエン Baron-Cohen,S. 13-
ハンフリー Humphrey,N. 18,27-30,35,40,44-46,50,145-148,202,214
ピヴン Piven,J. 157
ヒエタネン Hietanen,J. 77
ヒューズ Hughes,C. 211
ピンカー Pinker,S. 34-36,62,207-208,215-217
ファン・フーセン van Hoesen,G. 152
ファン・ホーフ van Hoof,J. 167
フィリップス Phillips,W. 94,119
フォダー Fodor,J. 6,24,55-56,107
ブライアント Bryant,P. 102,133
プライス Price,B. 154
ブラウン Brown,D. 66,120
フラヴェル Flavell,E. 138-139
フラヴェル Flavell,J. 138-139
ブラザーズ Brothers,L. 40,148,152,

158-159,212
プラット Pratt,C. 102,133
フリス Frith,C. 144
フリス Frith,U. 117-119,126-132,135,224
ブルース Bruce,C. 150
ブルナー Bruner,J. 84,93,196
ブレスト Blest,A. 166
フレイバーグ Fraiberg,S. 140
プレマック Premack,D. 72,77,105,201-204,220
フロイト Freud,S. 68
ブロードマン Brodmann,K. 153
ヘーウッド Heywood,C. 150
ヘース Haith,M. 79,166
ベーツ Bates,E. 93,108
ヘア Harre,R. 195
ヘインライン Hainline,L. 79
ペニントン Pennington,B. 130,218,223
ベネット Bennett,J. 202
ペレット Perret,D. 77,120,150,155,167,196
ベンソン Benson,D. 154
ベントン Benton,A. 153
ホーウィッツ Horwitz,B. 157
ホール Hall,K. 167
ボールドウィン Baldwin,D. 96
ボールビー Bowlby,J. 34,37
ポヴィネルリ Povinelli,D. 205-207
ホブソン Hobson,R.P. 119,140,218
ポリノ Porrino,L. 152
ボルトン Bolton,P. 116
ホルロイド Holroyd,S. 130
ホワイテン Whiten,A. 22,40-41,169,200-204

マ行

マーシュ Marsh,P. 195
マイルダーズ Milders,M. 120
マクブライド McBride,G. 172
マンディ Mundy,P. 120-122,218
マンドラー Mandler,J. 72
ミカミ Mikami,A. 152
ミストリン Mistlin,A. 77,167,196
ムーア Moore,M. 79
メルツォフ Meltzoff,A. 169,196,218
メンツェル Mentzel,E. 169
メンデルゾーン Mendelsohn,M. 166
モーラー Maurer,D. 79,84
モリアーティ Moriaty,J. 154

ラ行

ラヴランド Loveland,K. 120
ラッセル Russel,J. 211
ラッター Rutter,M. 94,224
ランダウ Landau,B. 122,141
ランドリー Landry,S. 120
リーカム Leakam,S. 120,128,213
リーキー Leakey,R. 42-43,170-171
リストー Ristau,C. 164-165
リング Ring,H. 148-159,211-212,224
ルビン Rubin,A. 195
レウィン Lewin,R. 41-42,170-171
レオナード Leonard,C. 152
レスリー Leslie A. 68,73,96-99,102,109,117-119,128-132,154,211,213,220,224
レディー Reddy,V. 73
レンパーズ Lempers,J.D. 93
ロールズ Rolls,E. 150
ロイド=モーガン Lloyd-Morgan,C. 200-201
ロジャーズ Rogers,S. 130,218,223
ロス Roth,D. 98,154,211,224
ロッサー Rosser,E. 195

ワ行

ワダ Wada,J. 82,163

事項索引

参考文献

邦訳のあるものについては［　］で番号をつけ，後にまとめた。

Ackerley, S., and Benton, A., 1948. Report of a case of bilateral frontal lobe defect. *Association for Research in Nervous and Mental Disease* 27: 479-504.

Aggleton, J. 1985. A description of intra-amygdaloid connections in old world monkeys. *Experimental Brain Research* 57: 390-399.

Aggleton, J., Burton, M., and Passingham, R. 1980. Cortical and subcortical afferents to the amygdala of the rhesus monkey (*Macaca mulatta*). *Brain Research* 190: 347-368.

Alexander, M., Benson, D., and Stuss, D., 1989. Frontal lobes and language. *Brain and Language* 37: 656-659.

Altmann, S., ed., 1967. *Social Communication among Primates.* University of Chicago Press.

Amaral, D., and Price, J. 1984. Amygdalo-cortical projections in the monkey (*Macaca fascicularis*). *Journal of Comparative Neurology* 230: 465-496.

Arduino, P., and Gould, J. 1984. Is tonic immobility adaptive? *Animal Behavior* 32: 921-922.

Argyle, M. 1972. *The Psychology of Interpersonal Behavior.* Pelican. Reprint: Penguin, 1990.

Argyle, M., and Cook, M. 1976. *Gaze and Mutual Gaze.* Cambridge University Press.

Austin, J. 1962. *How to Do Things with Words.* Blackwell. ［1］

Avis, J., and Harris, P. 1991. Belief-desire reasoning among Baka children: Evidence for a universal conception of mind. *Child Development* 62: 460-467.

Bailey, A. 1993. The biology of autism. *Psychological Medicine* 23: 7-11.

Bakeman, R., and Adamson, L. 1984. Coordinating attention to people and objects in mother-infant and peer-infant interaction. *Child Development* 55: 1278-1289.

Baldwin, D. 1991. Infants' contribution to the achievement of joint reference. *Child Development* 62: 875-890.

Baldwin, D. 1994. Understanding the link between joint attention and language acquisition. In *Joint Attention: Its Origin and Role in Development*, ed. C. Moore and P. Dunham, Erlbaum.

Barbas, H. 1988. Anatomic organization of basoventral and mediodorsal visual recipient prefrontal regions in the rhesus monkey. *Journal of Comparative Neurology* 276: 313-342.

Baron-Cohen, S. 1987. Autism and symbolic play. *British Journal of Developmental Psychology* 5: 139-148.

Baron-Cohen, S. 1988. Social and pragmatic deficits in autism: Cognitive or affective? *Journal of Autism and Developmental Disorders* 18: 379-402.

Baron-Cohen, S. 1989a. Perceptual role-taking and protodeclarative pointing in autism. *British Journal of Developmental Psychology* 7: 113-127.
Baron-Cohen, S. 1989b. The autistic child's theory of mind: A case of specific developmental delay. *Journal of Child Psychology and Psychiatry* 30: 285-298.
Baron-Cohen, S. 1989c. The theory of mind hypothesis of autism: A reply to Boucher. *British Journal of Disorders of Communication* 24: 199-200.
Baron-Cohen, S. 1989d. Are autistic children behaviorists? An examination of their mental-physical and appearance-reality distinctions. *Journal of Autism and Developmental Disorders* 19: 579-600.
Baron-Cohen, S. 1989e. Joint attention deficits in autism: Towards a cognitive analysis. *Development and Psychopathology* 1: 185-189.
Baron-Cohen, S. 1990a. Autism: A specific cognitive disorder of "mind-blindness." *International Review of Psychiatry* 2: 79-88.
Baron-Cohen, S. 1990b. Instructed and elicited play in autism: A reply to Lewis and Boucher. *British Journal of Developmental Psychology* 8: 207.
Baron-Cohen, S. 1991a. The theory of mind deficit in autism: How specific is it? *British Journal of Developmental Psychology* 9: 301-314.
Baron-Cohen, S. 1991b. Do people with autism understand what causes emotion? *Child Development* 62: 385-395.
Baron-Cohen, S. 1991c. The development of a theory of mind in autism: Deviance and delay? *Psychatric Clinics of North America* 14: 33-51.
Baron-Cohen, S. 1991d. Precursors to a theory of mind: Understanding attention in others. In *Natural Theories of Mind*, ed. A. Whiten. Blackwell.
Baron-Cohen, S. 1992. Out of sight or our of mind: Another look at deception in autism. *Journal of Child Psychology and Psychatry* 33: 1141-1155.
Baron-Cohen, S. 1993. From attention-goal psychology to belief-desire psychology: The development of a theory of mind and its dysfunction. In *Understanding Other Minds: Perspectives from Autism*, ed. S. Baron-Cohen et al. Oxford University Press.
Baron-Cohen, S. 1994a. The Eye Direction Detector (EDD) and the Shared Attention Mechanism (SAM): Two cases for evolutionary prychology. In *The Role of Joint Attention in Development*, ed. C. Moore and P. Dunham. Erlbaum.
Baron-Cohen, S. 1994b. How to build a baby that can read minds: Cognitive mechanisms in mindreading. *Cahiers de Psychologie Cognitive* 13: 513-552.
Baron-Cohen, S. 1995a. Modularity in developmental cognitive neuropsychology. In *Handbook of Mental Retardation and Development*, ed. J. Burack and E. Zigler. Cambridge University Press.
Baron-Cohen, S. 1995b. The development of a theory of mind: Where would we be without the Intentional Stance? In *Developmental Principles and Clinical Issues in Psychology and Child Psychiatry*, ed. M. Rutter and D. Hay. Blackwell.
Baron-Cohen, S. 1995c. Face-processing and theory of mind: How do they interact in development and psychopathology? In *Manual of Developmental Psychopathology*, ed. D. Cicchetti and D. Hohen. Wiley.

Baron-Cohen, S. 1995d. The language of the eyes. Manuscript, University of Cambridge.
Baron-Cohen, S., and Bolton, P. 1993. *Autism: The Facts.* Oxford University Press.
Baron-Cohen, S., and Cross, P. 1992. Reading the eyes: Evidence for the role of perception in the development of a theory of mind. *Mind and Language* 6: 173-186.
Baron-Cohen, S., and Goodhart, F. 1994. The "seeing leads to knowing" deficit in autism: The Pratt and Bryant probe. *British Journal of Developmental Psychology* 12: 397-402.
Baron-Cohen, S., and Ring, H. 1994. A model of the mindreading system: Neuropsychological and neurobiological perspectives. In *Origins of an Understanding of Mind*, ed. P. Mitchell and C. Lewis. Erlbaum.
Baron-Cohen, S., and Swettenham, J.. In press. The relationship between SAM and ToMM: The "lock and key" versus the "metamorphosis" hypotheses. In *Theories of Minds*, ed. P. Carruthers and P. Smith. Cambridge University Press.
Baron-Cohen, S., Allen, J., and Gillberg, C. 1992. Can autism be detected at 18 months? The needle, the haystack, and the CHAT. *British Journal of Psychiatry* 161: 839-843.
Baron-Cohen, S., Leslie, A., and Frith, U. 1985. Does the autistic child have a 'theory of mind'? *Cognition* 21: 37-46.
Baron-Cohen, S., Leslie, A., and Frith, U. 1986. Mechanical, behavioral and intentional understanding of picture stories in autistic children. *British Journal of Developmental Psychology* 4: 113-125.
Baron-Cohen, S., Spitz, A., and Cross, P. 1993. Can children with autism recognize surprise? *Cognition and Emotion* 7: 507-516.
Baron-Cohen, S., Tager-Flusberg, H., and Cohen, D., eds. 1993. *Understanding Other Minds: Perspectives from Autism.* Oxford University Press.
Baron-Cohen, S., Campbell, R., Karmiloff-Smith, A., Grant, J., and Walker, J. Are children with autism blind to the mentalistic significance of the eyes? *British Journal of Developmental Psychology*, in press.
Baron-Cohen, S., Cox, A., Baird, G., Swettenham, J., Nightingale, N. Morgan, K., Drew, and Charman, T. 1994. Screening for autism versus language delay in a large population at 18 months of age: an investigation of the CHAT (Checklist for Autism in Toddlers). Unpublished manuscript, University of Cambridge.
Baron-Cohen, S., Ring, H., Moriarty, J., Shmitz, P., Costa, D., and Ell, P. Recognition of mental state terms: A clinical study of autism, and a functional neuroimaging study of normal adults. *British Journal Psychiatry*, in press.
Bates, E. 1993. Invited lecture, MRC Cognitive Development Unit, London.
Bates, E., Benigni, L., Bretherton, I., Camaioni, L., and Volterra, V. 1979. Cognition and communication from 9-13 months: Correlational findings. In *The Emergence of Symbols: Cognition and Communication in Infancy*, ed. E. Bates. Academic Press.

Bauman, M., and Kemper, T. 1985. Histoanatomic observation of the brain in early infantile autism. *Neurology* 35: 866–874.
Bauman, M., and Kemper, T. 1988. Limbic and cerebellar abnormalities: consistent findings in infantile autism. *Journal of Neuropathology and Experimental Neurology* 47: 369.
Bayliss, G., Rolls, E., and Leonard, C. 1985. Selectivity between faces in the responses of a population of neurons in the cortex in the superior temporal sulcus of the monkey. *Brain Research* 342: 91–102.
Bennett, J. 1978. Some remarks about concept. *Behavioral and Brain Sciences* 1: 557–560.
Benton, A. 1991. The prefrontal region: Its early history. *In Frontal Lobe and Dysfunction*, ed. H. Levin et al. Oxford University Press.
Bishop, D. 1992. Autism and frontal-limbic functions. *Journal of Child Psychology and Psychiatry* 34: 279–294.
Blest, A. 1957. The function of eyespot patterns in the Lepidoptera. *Behavior* 11: 209–256.
Boucher, J., and Lewis, V. 1990. Guessing or creating? A reply to Baron-Cohen. *British Journal of Developmental Psychology* 8: 205–206.
Bowlby, J. 1969. *Attachment. Hogarth.* [2]
Bowler, D. M. 1992. Theory of Mind in Asperger Syndrome. *Journal of Child Psychology and Psychiatry* 33: 877–893.
Braverman, M., Fein, D., Lucci, D., and Waterhouse, L. 1989. Affect comprehension in children with pervasive developmental disorders. *Journal of Autism and Developmental Disorders* 19: 301–316.
Brentano, F. von 1874. *Psychology from an empirical standpoint*, ed. O. Kraus. Routledge and Kegan Paul, 1970.
Brodmann, K. 1925. *Vegleichende Localisationlehre der Grosshirnrinde*, second edition. Leipzig: Barth.
Brothers, L. 1990. The social brain: A project for integrating primate behavior and neurophysiology in a new domain. *Concepts in NeuroScience* 1: 27–51.
Brothers, L. 1995. The neurophysiology of the perception of intentions by primates. In *The Cognitive Neurosciences*, ed. M. Gazzaniga. MIT Press.
Brothers, L., and Ring, B. 1992. A neurothological framework for the representation of minds. *Journal of Cognitive NeuroScience* 4: 107–118.
Brothers, L., Ring, B., and Kling, A. 1990. Responses of neurons in the macaque amygdala to complex social stimuli. *Behavioral Brain Research* 41: 199–213.
Brown, D. 1991. *Human Universals.* McGraw-Hill.
Bruce, C., Desimone, R., and Gross, C. 1981. Visual properties of neurones in a polysensory area in superior temporal sulcus of the macaque. *Journal of Neurophysiology* 46: 369–384.
Bruner, J. 1983. *Child's Talk: Learning to Use Language.* Oxford University Press. [3]
Burghardt, G. 1990. Cognitive ethology and critical anthropomorphism: A snake

with two heads and hog-nosed snakes that play dean. In *Cognitive Ethology: The Minds of Other Animals*, ed. C. Ristau. Erlbaum.
Butter, C., and Snyder, D. 1972. Alterations in aversive and aggressive behaviors following orbital frontal lesions in rhesus monkeys. *Acta Neurobiologica*, 32: 525-565.
Butterworth, G. 1991. The ontogeny and phylogeny of joint visual attention. In *Natural Theories of Mind*, ed. A. Whiten. Blackwell.
Byrne, R., and Whiten, A. 1988. *Machiavellian Intelligence: Social Expertise and the Evolution of Intellect in Monkeys, Apes, and Humans.* Oxford University Press.
Byrne, R., and Whiten, A. 1991. Computation and mindreading in primate tactical deception. In *Natural Theories of Mind*, ed. A. Whiten. Blackwell.
Campbell, R., Heywood, C., Cowey, A., Regard, M., and Landis, T. 1990. Sensitivity to eye gaze in prosopagnosic patients and monkeys with superior temporal sulcus ablation. *Neuropsychologia* 28: 1123-1142.
Camras, L., Grow, G., and Ribordy, S. C. 1983. Recognition of emotional expression by abused children. *Journal of Child Psychology and Psychiatry* 12: 325-328.
Chance, M. 1956. Social structure of a colony of *Macaca mulatta. British Journal of Animal Behavior* 4: 1-13.
Chance, M. 1967. The interpretation of some agonistic postures: The role of "cut-off" acts and postures. *Symposium of the Zoological Society of London* 8: 71-89.
Charman, T., and Baron-Cohen, S. 1992. Understanding beliefs and drawings: A further test of the metarepresentation theory of autism. *Journal of Child Psychology and Psychiatry* 33: 1105-1112.
Charman, T., and Baron-Cohen, S. 1994a. Pretend play in autism: Object substitution and generativity. Unpublished manuscript, University College London.
Charman, T., and Baron-Cohen, S. 1994b. Understanding models, photos, and beliefs: A further test of the modularity thesis of metarepresentation. Unpublished manuscript, University College London.
Charman, T., and Baron-Cohen, S. 1994c. Another look at imitation in autism. *Development and Psychopathology* 6: 403-413.
Charman, T., Baron-Cohen, S., Swettenham, J., Cox, T., and Baird, G. Testing 4 candidate precursors of theory of mind. Unpublished manuscript, University College London.
Cheney, D., and Seyfarth, R. 1990. *How Monkeys See the World.* University of Chicago Press.
Churchland, P. 1981. Eliminative materialism and propositional attitudes *Journal of Philosophy* 78: 647-90.
Cosmides, L., Tooby, J., and Barlow, J. 1992. Introduction: Evolutionary psychology and conceptual integration. In *The Adapted Mind*, ed. J. Barkow et al. Oxford University Press.
Courchesne, E., Townsend, J., Akshoomoff, N., Saitoh, O., Yeung-Courchesne, R.,

Lincoln, A., James, H., Haas, R., Schreiman, L., and Lau, L. Impairment in shifting attention in autistic and cerebellar patients. *Behavioral Neuroscience*, in press.
Curcio, F. 1978. Sensomimotor functioning and communication in mute autistic children. *Journal of Autism and Childhood Schizophrenia* 8: 281-292.
Cutting, J. 1981. Judgement of emotional expression in schizophrenics. *British Journal of Psychiatry* 139: 1-6.
Damasio, A., Tranel, D., and Damasio, H. 1990. Individuals with sociopathic behavior caused by frontal lobe damage fail to respond autonomically to socially charged stimuli. *Behavioral Brain Research* 14: 81-94.
Darwin, C. 1872. *The Expression of Emotions in Man and Animals*. University of Chicago Press, 1965. **[4]**
Dasser, V., Ulbaek, I., and Premack D. 1989. The perception of intention. *Science* 243: 365-367.
De Bruin, J. 1990. Social behavior and the primate cortex. In *Progress in Brain Research*, volume 85, ed. H. Uylings et al. Elsevier.
De Kosky, S., Heilman, K., Bowers, M., and Valenstein, E. 1980. Recognition and discrimination of emotional faces and pictures. *Brain and Language* 9: 206-214.
De Long, G. 1978. A neuropsychologic interpretation of infantile autism. In *Autism: A Reappraisal of Concepts and Treatment*, ed. M. Rutter and E. Schopler. Plenum. **[11]**
De Waal, F. 1992. *Peacemaking among Primates*. Penguin. **[5]**
Dennett, D. 1978a. *Brainstorms: Philosophical Essays on Mind and Psychology*. Harvester.
Dennett, D. 1978b. Beliefs about beliefs. *Behavior and Brain Science* 4: 568-570.
Dennett, D. 1987. *The Intentional Stance*. MIT Press.
Droscher, V. 1971. *The Magic of the Senses: New Discoveries in Animal Perception*. Panther Books.
Dunbar, R. 1993. Coevolution of neocortical size, group size, and language in humans. *Behavioral and Brain Science* 16: 681-735.
Dunn, J., and Dale, N. 1984. I a daddy: 2 year olds' collaboration in joint pretence with sibling and with mother. In *Symbolic Play. The Development of Social Understanding*, ed. L. Bretherton. Academic Press.
Ellsworth, P. 1975. Direct gaze as a social stimulus: The example of aggression. In *Nonverbal Communication and Aggression*, ed. P. Pliner et al. Plenum.
Erhlich, S. 1993. Infant perception of gaze-direction. In Proceedings of the 60th Anniversary Meeting of the Society for Research in Child Development.
Eslinger, P., and Damasio, A. 1985. Severe disturbance of higher cognition after bilateral frontal lobe ablation: Patient EVR. *Neurology* 35: 1731-1741.
Fairburn System of Visual Reference. 1978. Fairburn.
Fehr, B., and Exline, R. 1978. Social visual interaction: A conceptual and literature review. In *Nonverbal Behavior and Communication*, second edition, ed. A. Siegman and S. Feldstein, Erlbaum.

Flavell, J., Green, F., and Flavell, E. 1986. Development of knowledge about the appearance-reality distinction. *Monographs of the Society for Research in Child Development* 51.

Fodor, J. 1983. *The Modularity of Mind.* MIT Press.

Folstein, S., and Rutter, M. 1988. Autism: Familial aggregation and genetic implications. *Journal of Autism and Developmental Disorders* 18: 3-30.

Fraiberg, S. 1977. *Insights from the Blind.* Souvenir.

Frith, C. In press. Brain mechanisms for "having a theory of mind." In *The Psychopharmacology of Social Communication and Its Disorders*, ed. J. Deakin. Oxford University Press.

Frith, U. 1989. *Autism: Explaining the Enigma.* Blackwell. [6]

Gale, A., Lucas, B., Nissim, R., and Harpham, B. 1972. Some EEG correlates of face to face contact. *British Journal of Social and Clinical Psychology* 11: 326-332.

Galin, D., and Ornstein, R. 1974. Individual differences in cognitive style. 1. Reflective eye movements. *Neuropsychologica*, 12: 367-376.

Gallup, G., Cummings, W., and Nash, R. 1972. The experimenter as an independent variable in studies of animal hyponosis in chickens (*Gallus gallus*). *Animal Behavior* 20: 166-169.

Gergely, G., Nấdasdy, Z., Csibra, G., and Bíró, S. Taking the international stance at 12 months of age. *Cognition*, in press.

Gibson, J., and Pick, A. 1962. Perception of another person's looking behavior. *American Journal of Psychology* 76: 386394.

Gifford, E. 1958. *The Evil Eye: Studies in the Folklore of Vision.* Macmillan.

Gõmez, J. C. 1991. Visual behavior as a window for reading the minds of others in primates. In *Natural Theories of Mind*, ed. A. Whiten. Blackwell.

Goodhart, F., and Baron-Cohen 1993. How many ways can children with autism make the point? *First Language* 13: 225-233.

Gopnik, A. 1993. Mindblindness. Unpublished essay, University of California, Berkeley.

Gopnik, A., and Wellman, H. 1992. Why the child's theory of mind really is a theory. *Mind and Language* 7: 145-171.

Gopnik, A., and Wellman, H. 1994. The theory theory. In *Mapping the Mind. Domain Specificity in Cognition and Culture*, ed. L. Hirschfeld and S. Gelman. Cambridge University Press.

Gould, J. 1986. The Lowe and Costello Symbolic Play Test in socially impaired children. *Journal of Autism and Developmental Disorders* 16: 199-213.

Gray, J., Frazer, W., and Leuder, I. 1983. Recognition of emotion from facial experession in mental handicap. *British Journal of Psychiatry* 142: 566-571.

Grice, H. P. 1967. Logic and conversation. Reprinted in *Syntax and Semantics: Speech Acts*, ed. R. Cole and J. Morgan. Academic Press, 1975.

Gur, R., Gur, R., and Harris, L. 1975. Cerebral activation, as measured by subjects' lateral eye movements, is influenced by experimenter location. *Neuropsychologia* 13: 35-44.

Hainline, L. 1978. Developmental changes in visual scanning of face and nonface patterns by infants. *Journal of Experimental Child Psychology* 25: 90-115.
Haith, M., Bergman, T., and Moore, M. 1977. Eye contact and face scanning in early infancy. *Science* 198: 865-855.
Hall, K., and Devore, I. 1965. Baboon social behavior. In *Primate Behavior*, ed. I. Devore. Holt, Rinehart and Winston.
Happé, F. 1994. Communicative competence and theory of mind in autism: A test of Relevance Theory. *Cognition* 48: 101-119.
Harlow, H., and Harlow, M. 1962. Social deprivation in monkeys. *Scientific American* 207: no. 2: 136.
Harris, P. 1993. Pretending and planning. In *Understanding Other Minds: Perspectives from Autism*, ed. S. Baron-Cohen et al. Oxford University Press.
Harris, P., Johnson, C., Hutton, D., Andrews, G., and Cooke, T. 1989. Young children's theory of mind and emotion. *Cognition and Emotion* 3: 379-400.
Hauser, S., DeLong, G., and Rosman, N. 1975. Pneumographic findings in the infantile autism syndrome. *Brain* 98: 667-688.
Hay, D., Stimson, C., and Catsle, J. 1991. A meeting of minds in infancy: imitation and desire. In *Children's Theories of Mind*, ed. D. Frye and C. Moore. Erlbaum.
Heider, F., and Simmel, M. 1944. An experimental study of apparent behavior. *American Journal of Psychology* 57: 243-259.
Hermelin, B., and O'Connor, N. 1970. *Psychological Experiments with Autistic Children*. Pergamon. [7]
Heywood, C., and Cowey, A. 1991. The role of the "face-cell" area in the discrimination and recognition of faces by monkeys. *Philosophical Transactions of the Royal Society of London* B 335: 1-128.
Hietanen, J., and Perrett, D. 1991. A role of expectation in visual and tactile processing within temporal cortex. In *Brain Mechanisms of Perception and Memory: From Neuron to Behavior*, ed. T. Ono et al. Oxford University Press.
Hobson, R. P. 1984. Early childhood autism and the question of egocentrism. *Journal of Autism and Developmental Disorders* 14: 85-104.
Hobson, R. P. 1986a. The autistic child's appraisal of expressions of emotion. *Journal of Child Psychology and Psychiatry* 27: 321-342.
Hobson, R. P. 1986b. The autistic child's appraisal of expressions of emotion: A further study. *Journal of Child Psychology and Psychiatry* 27: 671-680.
Hobson, R. P. 1990. On acquiring knowledge about people and the capacity to pretend: Response to Leslie [1987]. *Psychological Review* 97: 114-121.
Hobson, R. P. 1993a. *Autism and the Development of Mind*. Erlbaum.
Hobson, R. P. 1993b. Understanding persons: The role of affect. In *Understanding Other Minds: Perspectives from Autism*, ed. S. Baron-Cohen et al. Oxford University Press.
Hobson, R. P., Ouston, J., and Lee, A. 1988a. What's in a face? The case of autism. *British Journal of Developmental Psychology* 79: 441-453.
Hobson, R. P., Ouston, J., and Lee, A. 1988b. Emotion recognition in autism:

Coordinating faces and voices. *Psychological Medicine* 18: 911-923.
Hobson, R. P., Ouston, J., and Lee, T. 1989. Naming emotion in faces and voices: Abilities and disabilities in autism and mental retardation. *British Journal of Developmental Psychology* 7: 237-250.
Holroyd, S., and Baron-Cohen, S. 1993. Brief Report: How far can people with autism go in developing a theory of mind? *Journal of Autism and Developmental Disorders* 23: 379-386.
Horwitz, B., Rumsey, J., Grady, C., and Rapoport, S. 1988. The cerebral metabolic landscape in autism: Intercorrelations of regional glucose utilization. *Archives of Neurology* 45: 749-755.
Hughes, C., and Russell, J. 1993. Autistic children's difficulty with mental disengagement from an object: Its implications for theories of autism. *Developmental Psychology* 29: 498-510.
Humphrey, N. 1984. *Consciousness Regained.* Oxford University Press.
Humphrey, N. 1986. *The Inner Eye.* Faber and Faber.
Humphrey, N. 1993. *A History of the Mind.* Vintage.
Jolly, A. 1966. Lemur social behavior and primate intelligence. *Science* 153: 501-506.
Kaczmarek, B. 1984. Neurolinguistic analysis of verbal utterances in patients with focal lesions of frontal lobes. *Brain and Language* 21: 52-58.
Kanner, L. 1943. Autistic disturbance of affective contact. *Nervous Child*, 2: 217-250. Reprinted in Kanner, *Childhood Psychosis: Initial Studies and New Insights* (Wiley, 1973). [8]
Karmiloff-Smith, A. 1992. *Beyond Modularity: A Developmental Perspective on Cognitive Science.* MIT Press.
Karmiloff-Smith, A., Grant, J., Bellugi, U., and Baron-Cohen, S. Is there a social module? Face-processing and theory of mind in William's Syndrome and autism. *Journal of Cognitive Neuroscience*, in press.
Kavanaugh, R., and Harris, P. 1994. Imagining the outcome of pretend transformations: Assessing the competence of normal and autistic children. *Developmental Psychology* (in press).
Keating, C., and Keating, E. 1982. Visual scan patterns of rhesus monkeys viewing faces. *Perception* 11: 211-219.
Kendon, A. 1967. Some functions of gaze direction in social interaction. *Acta Psychologica*, 28: 1-47.
Kling, A., and Brothers, L. 1992. The amygdala and social behavior. In *Neurobiological Aspects of Emotion, Memory, and Mental Dysfunction*, ed. J. Aggleton. Wiley-Liss.
Kluver, H., and Bucy, P. 1938. An analysis of certain effects of bilateral temporal lobectomy in the rhesus monkey, with special reference to "psychic blindness." *Journal of Psychology* 5: 33-54.
Kurucz, J., Feldmar, G., and Werner, W. 1979. Prosopo-affective agnosia associated with chronic organic brain syndrome. *Journal of the American Ger-*

iatrics Society, 27: 91-95.
Landau, B., and Gleitman, L. 1985. *Language and Experience: Evidence from the Blind Child.* Harvard University Press.
Lasky, R., and Klein, R. 1979. The reactions of 5 month old infants to eye contact of the mother and a stranger. *Merritt-Palmer Quarterly* 25: 163-170.
Leakey, R., and Lewin, R. 1992. *Origins Reconsidered.* Little, Brown.
Leekam, S., and Perner, J. 1991. Does the autistic child have a metarepresentational deficit? *Cognition* 40: 203-218.
Leekam, S., Baron-Cohen, S., Perrett, D. Milders, M., and Brown, S. 1993. Eye-direction detection: A dissociation between geometric and joint-attention skills in autism. Unpublished manuscript, Institute of Social Psychology, University of Kent.
Lempers, J. D., Flavell, E. R., and Flavell, J. H. 1977. The development in very young children of tacit knowledge concerning visual perception. *Genetic Psychology Monographs* 95: 3-53.
Leonard, C., Rolls, E., Wilson, F., and Bayliss, G. 1985. Neurons in the amygdala of the monkey with responses selective for faces. *Behavior and Brain Research* 15: 159-176.
Leslie, A. 1987. Pretence and representation: The origins of "theory of mind." *Psychological Review* 94: 412-426. **[9]**
Leslie, A. 1991. The theory of mind impairment in autism: Evidence for a modular mechanism of development? In *Natural Theories of Mind*, ed. A. Whiten. Blackwell.
Leslie, A. 1994. ToMM, ToBy, and Agency: Core architecture and domain specificity. In *Mapping the Mind: Domain Specificity in Congnition and Culture*, ed. L. Hirschfeld and S. Gelman. Cambridge University Press.
Leslie, A., and Frith, U. 1988. Autistic children's understanding of seeing, knowing, and believing. *British Journal of Developmental Psychology* 6: 315-324.
Leslie, A., and Roth, D. 1993. What can autism teach us about metarepresentation? In *Understanding Other Minds: Perspectives from Autism*, ed. S. Baron-Cohen et al. Oxford University Press.
Leslie, A., and Thaiss, L. 1992. Domain specificity in conceptual development: Evidence from autism. *Cognition* 43: 225-251.
Lewin, R. 1992. *Human Evolution.* Blackwell.
Lewis, V., and Boucher, J. 1988. Spontaneous, instructed and elicited play in relatively able autistic children. *British Journal a Developmental Psychology* 6: 325-339.
Lloyd-Morgan, C. 1930. *The Animal Mind.* Edward Arnold.
Loveland, K., and Landry, S. 1986. Joint attention and language in autism and developmental language delay. *Journal of Autism and Developmental Disorders* 16: 335-349.
Mandler, J. 1992. How to build a baby, II: Prelinguistic primitives. *Psychological Review* 99: 587-604.

Marsh, P., Harre, R., and Rosser, E. 1978. *The Rules of Disorder.* Routledge and Kegan Paul.
Maurer, D. 1985. Infants' perception of facedness. In *Social Perception in Infants*, ed. T. Field and N. Fox. Ablex.
Maurer, D. 1993. Neonatal synaesthesia: Implications for the processing of speech and faces. In *Developmental Neurocognition: Speech and Face Processing in the First Year of Life*, ed. B. de Boysson-Bardies et al. Kluwer.
McBride, G., King, M., and James, J. 1965. Social proximity effects on galvanic skin responses in adult humans. *Journal of Psychology* 61: 153-157.
Meltzoff, A. 1990. Towards a developmental cognitive science: The implications of cross-modal matching and imitation for the development of representation and memory in infancy. *Annals of the New York Academy of Sciences* 608: 1-37.
Meltzoff, A., and Gopnik, A. 1993. The role of imitation in understanding persons and developing a theory of mind. In *Understanding Other Minds: Perspectives from Autism*, ed. S. Baron-Cohen et al. Oxford University Press.
Mendelsohn , M., Haith, M., and Goldman-Rakic, P. 1982. Face scanning and responsiveness to social cues in infant monkeys. *Developmental Psychology* 18: 222-228.
Menzel, E., and Halperin, S. 1975. Purposive behavior as a basis for objective communication between chimpanzees. *Science* 189: 652-654.
Mundy, P., Sigman, M., and Kasari, C. 1993. Theory of mind and joint attention deficits in autism. In *Understanding Other Minds: Perspectives from Autism*, ed. S. Baron-Cohen et al. Oxford University Press.
Mundy, P., Sigman, M., Ungerer, J., and Sherman, T. 1986. Defining the social deficits in autism: The contribution of nonverbal communication measures. *Journal of Child Psychology and Psychiatry* 27: 657-669.
Nagel, T. 1974. What is it like to be a bat? *Philosophical Review* October. Reprinted in *The Mind's I*, ed. D. Hofstadter and D. Dennett. Harvester, 1981.
Nakamura, K., Mikami, A., and Kubota, K. 1992. Activity of single neurons in the monkey amygdala during performance of a visual discrimination task. *Journal of Neurophysiology* 67: 1447-1463.
Nicholas, K., and Champness, B. 1971. Eye gaze and the GSR. *Journal of Experimental Social Psychology* 7: 623-626.
Novic, J., Luchins, D. J. and Perline, R. 1984. Facial affect recognition in schizophrenia: Is there a differential deficit? *British Journal of Psychiatry* 144: 533-537.
Nummenmaa, T. 1964. *The Language of the Face.* University of Jyvaskyla Studies in Education, Psychology and Social Research, No. 9.
Odom, P., Blanton, R., and Laukhuf, C. 1973. Facial expressions and interpretations of emotion-arousing situations in deaf and hearing children. *Journal of Abnormal Child Psychology* 1: 139-151.
Oswald, D., and Ollendick, T. 1989. Role taking and social competence in autism and mental retardation. *Journal of Autism and Developmental Disorders* 19: 119-128.

Ozonoff, S. In press. Executive functions in autism. In *Learning and Cognition in Autism*, ed. E. Schopler and G. Mesibov. Plenum.
Ozonoff, S., Pennington, B., and Rogers, S. 1990. Are there emotion perception deficits in young autistic children? *Journal of Child Psychology and Psychiatry* 31: 343-363.
Ozonoff, S., Pennington, B., and Rogers, S. 1991. Executive function deficits in high-functioning autistic children: Relationship to theory of mind. *Journal of Child Psychology and Psychiatry* 32: 1081-1106.
Ozonoff, S., Robers, S., and Pennington, B. 1991. Asperger's Syndrome: Evidence of an empirical distinction from high-functioning autism. *Journal of Child Psychology and Psychiatry* 32: 1107-1122.
Papousek, H., and Papousek, M. 1979. Early ontogeny of human social interaction: Its biological roots and social dimensions. In *Human Ethology: Claims and Limits of a New Discipline*, ed. M. von Cranach et al. Cambridge University Press.
Perner, J. 1991. *Understanding the Representational Mind.* MIT Press.
Perner, J. 1993. The theory of mind deficit in autism: Rethinking the metarepresentation theory. In *Understanding Other Minds: Perspectives from Autism*, ed. S. Baron-Cohen et al. Oxford University Press.
Perner, J. and Wimmer, H. 1985. "John thinks that Mary thinks that . . .": Attribution of second-order beliefs by 5-10 year old children. *Journal of Experimental Child Psychology* 39: 437-471.
Perner, J., Frith, U., Leslie, A., and Leekam, S. 1989. Exploration of the autistic child's theory of mind: Knowledge, belief, and communication. *Child Development* 60: 689-700.
Perrett, D., and Mistlin, A. 1990. Perception of facial characteristics by monkeys. In *Comparative Perception*, volume 2: *Complex Signals*, ed. W. Stebbins and M. Berkey. Wiley.
Perrett, D., Rolls, E., and Cann, W. 1982. Visual neurones responsive to faces in the monkey temporal cortex. *Experimental Brain Research* 47: 329-342.
Perrett, D., Smith, P., Potter, D., Mistlin, A., Head, A., Milner, A., and Jeeves, M. 1985. Visual cells in the temporal cortex sensitive to face view and gaze direction. *Proceedings of the Royal Society of London* B 223: 293-317.
Perrett, D., Harries, M., Mistlin, A. Hietanen, J., Benson, P., Bevan, R., Thomas, S., Oram, M., Ortega, J., and Brierley, K. 1990. Social signals analyzed at the single cell level: Someone is looking at me, something touched me, something moved! *International Journal of Comparative Psychology* 4: 25-55.
Perrett, D., Hietanen, M. Oram, W., and Benson, P. 1991. Organization and function of cells responsive to faces in the temporal cortex. *Philosophical Transactions of the Royal Society of London* B 335: 1-128.
Phillips, W. 1993. Understanding Intention and Desire by Children with Autism. Ph.D. thesis, Institute of Psychiatry, University of London.
Phillips, W., Baron-Cohen, S., and Rutter, M. 1992. The role of eye-contact in the

detection of goals: Evidence from normal toddlers, and children with autism or mental handicap. *Development and Psychopathology* 4: 375-383.
Pinker, S. 1994. *The Language Instinct.* Penguin. **[10]**
Piven, J., Berthier, M., Starkstein, S. Nehme, E., Pearlson, G., and Folstein, S. 1990. Magnetic resonance imaging evidence for a defect of cerebral cortical development in autism. *American Journal of Psychiatry* 147: 737-739.
Porrino, L., Crane, A., and Goldman-Rakic, P. 1982. Direct and indirect pathways from the amygdala to the frontal lobe in rhesus monkeys. *Journal of Comparative Neurology* 198: 121-136.
Povinelli, D., and Eddy, T. 1994. Comments on target article by Baron-Cohen [1994b above].
Povinelli, D., and Eddy, T. In press. *What Young Chimpanzees Know about Seeing.* Society for Research in Child Development.
Povinelli, D., Parks, K., and Novak, M. 1991. Do Rhesus monkey (*Macaca mulatta*) attribute knowledge and ignorance to others? *Journal of Comparative Psychology* 105: 318-325.
Pratt, C., and Bryant, P. 1990. Young children understand that looking leads to knowing (so long as they are looking into a single barrel). *Child Development* 61: 973-983.
Premack, D. 1988. 'Does the chimpanzee have a theory of mind?' revisited. In *Machiavellian Intelligence: Social Expertise and the Evolution of Intellect*, ed. R. Byrne and A. Whiten. Oxford University Press.
Premack, D. 1990. Do infants have a theory of self-propelled objects? *Cognition* 36: 1-16.
Premack, D. 1993. Invited lecture, MRC Cognive Development Unit/University College London, November.
Premack, D., and Dasser, V. 1991. Theory of mind in apes and children. In *Natural Theories of Mind*, ed. A. Whiten. Blackwell.
Premack, D., and Woodruff, G. 1978. Does the chimpanzee have a "theory of mind"? *Behavior and Brain Sciences* 4: 515-526.
Price, B., Daffner, K., Stowe, R., and Mesulam, M. 1990. The compartmental learning disabilities of early frontal lobe damage. *Brain* 113: 1383-1393.
Prior, M., and Hammond, W. 1990. Neuropsychological testing of autistic children through exploration with frontal lobe tests. *Journal of Autism and Developmental Disorders* 20: 581-590.
Prior, M., Dahlstrom, B., and Squires, T. 1990. Autistic children's knowledge of thinking and feeling states in other people. *Journal of Child Psychology and Psychiatry* 31: 587-602.
Reddy, V. 1991. Playing with other's expectations: Testing and mucking about in the first year. In *Natural Theories of Mind*, ed. A. Whiten. Blackwell.
Reed, T. and Peterson, C. 1990. A comparative study of autistic subjects' performance at two levels of visual and cognitive perspective taking. *Journal of Autism and Developmental Disorders* 20: 555-568.

Ristau, C. 1990. Aspects of the cognitive ethology of an injury feigning plover. In *Cognitive Ethology: The Minds of Other Animals*, ed. C. Ristau. Erlbaum.
Ristau, C. 1991. Attention, purposes, and deception in birds. In *Natural Theories of Mind*, ed. A. Whiten. Blackwell.
Rogers, S., and Pennington, B. 1991. A theoretical approach to the deficit in infantile autism. *Development and Psychopathology* 3: 137-162.
Roth, D., and Leslie, A. 1991. The recognition of attitude conveyed by utterance: A study of preschool and autistic children. *British Journal of Developmental Psychology* 9: 315-330.
Rubin, A. 1970. Measurement of romantic love. *Journal of Personal and Social Psychology* 16: 265-273.
Rutter, M. 1978. Language disorder and infantile autism. In *Autism: A Reappraisal of Concepts and Treatment*, ed. M. Rutter and E. Schopler. Plenum. **[11]**
Rutter, M., and Bailey, A. 1993. Thinking and relationships: Mind and brain (some reflections on theory of mind and autism). In *Understanding Other Minds: Perspectives from Autism*, ed. S. Baron-Cohen et al. Oxford University Press.
Sacks, O. 1994. A neurologist's notebook: An anthropologist on Mars. *New Yorker*, December 27, 1993-January 3, 1994.
Samuels, C. 1985. Attention to eye contact opportunity and facial motion by 3 month old infants. *Journal of Experimental Child Psychology* 40: 105-114.
Scaife, M. 1976. The response to eye-like shapes by birds. II. The importance of staring, pairedness, and shape. *Animal Behavior* 24: 200-206.
Scaife, M., and Bruner, J. 1975. The capacity for joint visual attention in the infant. *Nature* 253: 265-266.
Schaffer, H. 1977. Early interactive development. In *Studies in Mother-Infant Interaction*, ed. H. Schaffer. Academic Press.
Schaller, G. 1964. *The Mountain Gorilla.* University of Chicago Press. **[12]**
Shah, A. and Frith, U. 1983. An islet of ability in autism: A research note. *Journal of Child Psychology and Psychiatry* 24: 613-620.
Shah, A., and Frith, U. 1993. Why do autistic individuals show superior performance on the block design test? *Journal of Child Psychology and Psychiatry* 34: 1351-1364.
Sodian, B. 1991. The development of deception in young children. *British Journal of Developmental Psychlogy* 9: 173-188.
Sodian, B., and Frith, U. 1992. Deception and sabotage in autistic, retarded, and normal children. *Journal of Child Psychology and Psychiatry* 33: 591-606.
Sodian, B., and Frith, U. 1993. The theory of mind deficit in autism: Evidence from deception. In *Understanding Other Minds: Perspectives from Autism*, ed. S. Baron-Cohen et al. Oxford University Press.
Sodian, B., Taylor, C. Harris, P., and Perner, J. 1992. Early deception and the child's theory of mind: False trails and genuine markers. *Child Development* 62: 468-483.
Sorce, J., Emde, R., Campos, J., and Klinnert, M. 1985. Maternal emotional

signalling: Its effect on the visual cliff behavior of 1 year olds. *Developmental Psychology* 21: 195-200.
Sperber, D. 1993. Paper presented at conference on Darwin and the Human Sciences, London School of Economics, June.
Sperber, D., and Wilson, D. 1986. *Relevance: Communication and Cognition.* Blackwell. **[13]**
Spitz, R. 1946. The smiling response: A contribution to the ontogenesis of social relations. *Genetic Psychology Monographs* 34: 57-125.
Stern, D. 1977. *The First Relationship: Infant and Mother.* Harvard University Press.
Stern, D. 1985. *The Interpersonal World of the Infant.* Basic Books. **[14]**
Stevenson, B. 1946. *Stevenson's Book of Quotations*, fifth edition. Cassell.
Swettenham, J. 1992. The Autistic Child's Theory of Mind: A Computer-Based Investigation. Ph.D. thesis, University of York.
Tager-Flusberg, H. 1989. A psycholinguistic perspective on language development in the autistic child. In *Autism: Nature, Diagnosis, and Treatment*, ed. G. Dawson. Guilford. **[15]**
Tager-Flusberg, H. 1993. What language reveals about the understanding of minds in children with autism. In *Understanding Other Minds: Perspectives from Autism*, ed. S. Baron-Cohen et al. Oxford University Press.
Tan, J., and Harris, P. 1991. Autistic children understand seeing and wanting. *Development and Psychopathology* 3: 163-174.
Tantam, D. 1992. Characterizing the fundamental social handicap in autism. *Acta Paedopsychiatrica* 55: 88-91.
Tantam, D., Monaghan, L., Nicholson, H., and Stirling, J. 1989. Autistic children' s ability to interpret faces: A research note. *Journal of Child Psychology and Psychiatry* 30: 623-630.
Thayer, S. 1977. Children's detection of on-face and off-face gazes. *Developmental Psychology* 13: 673-674.
Thayer, S., and Schiff, W. 1977. Gazing patterns and attribution of sexual involvement. *Journal of Social Psychology* 101: 235-246.
Tinbergen, N. 1951. *The Study of Instinct.* Oxford University Press. **[16]**
Tomasello, M. 1988. The role of joint-attentional processes in early language acquisition. *Language Sciences* 10: 69-88.
Tooby, J., and Cosmides, L. 1992. The psychological foundations of culture. In *The Adapted Mind*, ed. J. Barkow et al. Oxford University Press.
Trevarthen, C. 1979. Communication and cooperation in early infancy: A description of primary intersubjectivity. In *Before Speech*, ed. M. Bullowa. Cambridge University Press.
Trevarthen, C. and Hubley, P. 1978. Secondary intersubjectivity: Confidence, confiders, and acts meaning in the first year. In *Before Speech: The Beginning of Interpersonal Communication*, ed. A. Lock. Academic Press.
Ungerer, J., and Sigman, M. 1981. Symbolic play and language comprehension in

autistic children. *Journal of the American Academy of Child Psychiatry* 20: 318-337.
Van Hoesen, G. 1981. The differential distribution, diversity, and sprouting of cortical projections to the amygdala in the rhesus monkey. In *The Amygdaloid Complex*, ed. Y. Ben-Ari. Elsevier.
Van Hooff, J. 1962. Facial expressions in higher primates. *Symposium of the Zoological Society of London* 8: 97-125.
Vicera, S., and Johnson, M. Gaze detection and the cortical processing faces: Evidence from infants and adults. *Visual Cognition*, in press.
Vine, I. 1973. The role of facial signalling in early social development. In *Social Communication and Movement: Studies of Men and Chimpanzees*, ed. M. von Cranach and I. Vine. Academic Press.
Volkmar, F., and Cohen, D. 1989. Disintegrative disorder or "late onset" autism? *Journal of Child Psychology and Psychiatry* 30: 717-724.
Volkmar, F., and Mayes, L. 1990. Gaze behavior in autism. *Development and Psychopathology* 2: 61-69.
Wada, J. 1961. Modification of cortically induced responses in brainstem by shift of attention in monkeys. *Science* 133: 40-42.
Warrington, E., and Shallice, T. 1984. Category specific semantic impairments. *Brain* 107: 829-854.
Wellman, H. 1985. The child's theory of mind: The development of conceptions of cognition. In *The Growth of Reflection in Children*, ed. S. Yussen. Academic Press.
Wellman, H. 1990. *Children's Theories of Mind.* MIT Press.
Wellman, H., and Estes, D. 1986. Early understanding of mental entities: A reexamination of childhood realism. *Child Development* 57: 910-923.
Whiten, A. 1991. *Natural Theories of Mind.* Blackwell.
Whiten, A., and Perner, J. 1991. Fundamental issues in the multidisciplinary study of mindreading. In *Natural Theories of Mind*, ed. A. Whiten. Blackwell.
Wimmer, H., and Perner, J. 1983. Beliefs about beliefs: Representation and constraining function of wrong beliefs in young children's understanding of deception. *Cognition* 13: 103-128.
Wing, L. 1976. *Early Childhood Autism.* Pergamon. **[17]**
Wolff, P. 1963. Observations on the early development of smiling. In *Determinants of Infant Behavior*, volume 2, ed. B. Foss. Wiley.
Yirmiya, N., Sigman, M., Kasari, C., and Mundy, P. 1992. Empathy and cognition in high functioning children with autism. *Child Development* 63: 150-160.
Zeki, S. 1993. *A Vision of the Brain.* Blackwell.

邦訳文献

[1] J. オースティン『言語と行為』坂本百大訳，大修館書店，1978.

[2] J. ボウルビィ『母子関係の理論①愛着行動』黒田実郎・大羽蓁・岡田洋子訳，岩崎学術出版社，1976.

[3] J. ブルーナー『乳幼児の話しことば』寺田晃・本郷一夫訳，新曜社，1988.

[4] C. ダーウィン『人及び動物の表情について』浜中浜太郎訳，岩波書店，1931.

[5] フランツ・ドゥ・ヴァール『仲直り戦術：霊長類は平和な暮らしをどのように実現しているか』西田利貞・榎本知郎訳，どうぶつ社，1993.

[6] ウタ・フリス『自閉症の謎を解き明かす』富田真紀・清水康夫訳，東京書籍，1991.

[7] B. ハームリン・N. オコナー『自閉児の知覚』平井久・佐藤加津子訳，岩崎学術出版社，1977.

[8] L. カナー『幼児自閉症の研究』十亀史郎・斎藤聡昭・岩本憲訳，黎明書店，1982.

[9] アラン・M. レスリー「ふりと想像：『心の理論』の起源」阪田真代訳，『imago』7(11)：198-225，1996.

[10] スティーブン・ピンカー『言語を生みだす本能（上・下）』椋田直子訳，日本放送出版協会，1995.

[11] M. ラター・E. ショプラー編著『自閉症――その概念と治療に関する再検討』丸井文夫監訳，黎明書房，1982.

[12] G. シャラー『マウンテンゴリラ』福屋正修訳，思索社，1980.

[13] D. スパーバー・D. ウィルソン『関連性理論――伝達と認知』内田聖二・中邊俊明・宋南光・田中圭子訳，研究社出版，1993.

[14] D. N. スターン『乳児の対人世界』小此木啓吾・丸田俊彦監修訳，神庭靖子・神庭重信訳，岩崎学術出版社，「理論編」1989；「臨床編」1991.

[15] G. ドーソン編『自閉症――その本態，診断および治療』野村東助・清水康夫監訳，日本文化科学社，1994.

[16] ニコラス・ティンバーゲン『本能の研究』永野為武訳，三共出版，1957.

[17] ローナ・ウィング編『早期小児自閉症』久保紘章・井上哲雄監訳，星和書店，1977.